# 门诊医疗质量与安全管理手册

黄　英　熊司琦　刘彩娥　庞云珍　张哲瑀　主编

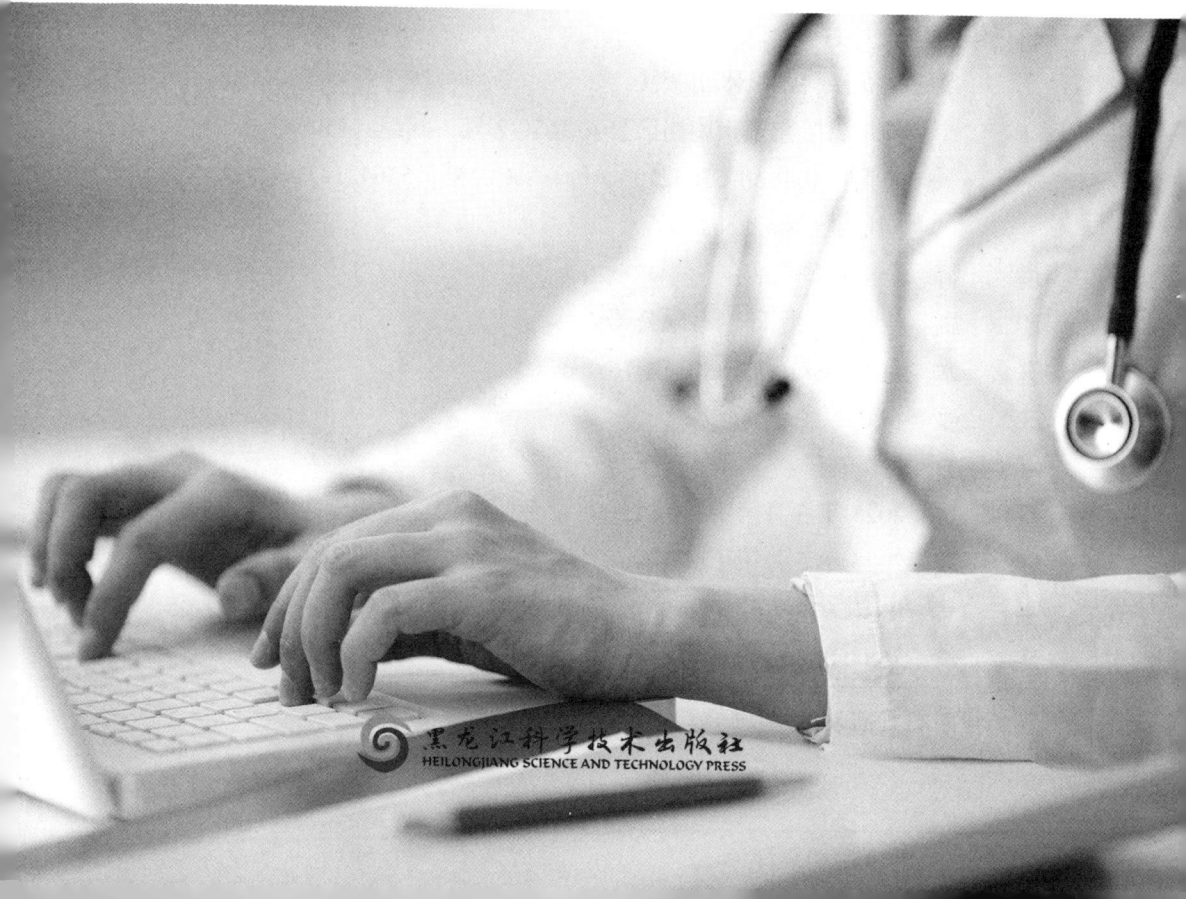

黑龙江科学技术出版社
HEILONGJIANG SCIENCE AND TECHNOLOGY PRESS

**图书在版编目（CIP）数据**

门诊医疗质量与安全管理手册 / 黄英等主编.
哈尔滨 ： 黑龙江科学技术出版社，2025. 5. -- ISBN
978-7-5719-2786-8

Ⅰ. R197.1-62

中国国家版本馆CIP数据核字第20256N28K4号

门诊医疗质量与安全管理手册

MENZHEN YILIAO ZHILIANG YU ANQUAN GUANLI SHOUCE

黄 英　　熊司琦　　刘彩娥　　庞云珍　　张哲瑀　　主编

| | |
|---|---|
| 责任编辑 | 孙　雯 |
| 出　　版 | 黑龙江科学技术出版社 |
| | 地址：哈尔滨市南岗区公安街 70-2 号　邮编：150007 |
| | 电话：（0451）53642106　传真：（0451）53642143 |
| | 网址：www.lkcbs.cn |
| 发　　行 | 全国新华书店 |
| 印　　刷 | 哈尔滨午阳印刷有限公司 |
| 开　　本 | 710 mm×1000 mm　　1/16 |
| 印　　张 | 14.25 |
| 字　　数 | 210 千字 |
| 版　　次 | 2025 年 5 月第 1 版 |
| 印　　次 | 2025 年 5 月第 1 次印刷 |
| 书　　号 | ISBN 978-7-5719-2786-8 |
| 定　　价 | 75.00 元 |

# 编 委 会

# 前　言

随着医疗卫生事业的发展，我国医疗机构门诊诊疗服务量日益增加，服务范围逐渐拓展，服务内涵更加丰富。门诊是大多数患者就诊的第一站，为患者提供疾病咨询、诊断、治疗、护理、康复等多项医疗服务。由于门诊人员密集度高、流动性大，且存在多重工作职能、流程、环节的交错，因此，门诊管理水平的高低不仅直接关乎患者就诊的获得感、满意度，也直接反映了医院的综合管理水平和技术实力。完善门诊管理制度，规范门诊质量管理，加强门诊专业人员和技术力量配备，优化门诊服务流程，保证门诊医疗质量和医疗安全，真正满足广大患者对医疗服务，尤其是门诊服务的需求。

# 目 录

# 第一篇　门诊医疗安全
# 与质量管理概述

# 第一章 医疗质量管理概述

医疗质量又称医院（医疗）服务质量，它不仅包含了医院诊疗质量，也包含了医院运行相关的医疗效率、医疗效益、系统性与安全性等。随着我国深化医药卫生体制改革工作的进行，医疗质量问题如医疗安全隐患、护理质量、院内感染管理等逐渐进入大众视线，国内医疗质量管理提上日程。

## 第一节 国际医疗质量管理指标体系

国际医疗质量管理起步较早，欧美等发达国家大多已经建立起成熟的医疗质量管理指标体系。JCAHO 是国际医疗卫生机构认证联合委员会（Joint Commission on Accreditation of Healthcare Organizations, JCAHO）用于对美国以外的医疗机构进行认证的附属机构，其评价标准从病人的角度出发，针对医疗、护理过程中最重要的环节，涵盖 368 个标准，其中核心标准 200 项，非核心标准 168 项，共有 1033 小项。JCI 评审秉承以患者为中心的核心价值，促使医疗资源合理使用，促进医疗服务流程标准化，满足病患健康需求。美国最佳医院评价体系依照每年各医院上报美国医院协会的数据进行计算，将医学学科分为基础－过程－结果三个维度，12 个专业领域，各维度指标权重均为 1/3，以加权指数法来计算医院质量指数。

国际医疗质量体系（International Quality Indicator Project，IQIP）是目前世界上应用最广泛的一个医疗结果监控指标系统。IQIP 体系分布在

4 个临床领域，急救、慢病、精神康复、家庭照护，共有 250 个指标。不同国际地区的医疗机构可以直接选用体系中指标进行医疗质量评估，也可依照该体系创建特色的指标体系。

绩效评估框架（Performance Assessment Tool for Quality Improvement in Hospital, PATQIH）包括 6 个维度、4 个领域、2 个横向角度，分为核心指标和可选指标 2 类，是世界卫生组织（WHO）于 2003 年召集欧洲、北美洲等地区专家学者，建立的一套绩效评估工具，以促进医疗质量改进为目的。其以准确评价医院绩效、医疗质量持续改进为目的，从安全和以患者为中心两个角度出发，包含临床有效性、医疗效率、员工适应和管理四个领域。

医院星级评审制度服务于英国国家卫生服务体制即全民医疗服务，不过分关注医院规模和技术，而是注重医疗质量与工作效率。其指标主要关注医疗的 4 个层面：病人、临床、容量和能力，共 21 项指标。在该制度中 9 项关键指标全部达标才能被评为三星级医院，1 项或 2 项没有达标则被降为二星级医院，3 项及以上不达标即被降为一星级医院。

临床服务质量指标项目（Clinical Indicator Program，CIP）是 1989 年澳大利亚国家卫生服务标准委员会开发的，目的是提高卫生系统绩效及医疗服务质量。CIP 从过程与结果两方面进行评价，包含 22 个临床领域的 353 个指标。可用于不同医疗服务机构的医疗质量评价，评价指标保持更新，以保证指标与医疗质量的契合，利于医疗质量持续改进。

# 第二节　我国医疗质量管理发展

为促进中国医院医疗质量管理及评价系统研究，加快医院管理的科学化、规范化、标准化进程，原中华人民共和国卫生部医政司于 2005 年 7 月委托原中华人民共和国卫生部医院管理研究所组织实施医疗质量指标体系构建。中国医疗质量指标体系（China Healthcare Quality Indicators

System，CHQIS）基于医疗质量结果的评价，遵循指标制定的合理性、科学性、可操作性制定，包含死亡相关、非计划重返、不良事件三大类1级指标11个、2级指标33个，有单项指标730个、复合指标4610个。

《三级综合医院评审标准》于2011年由原中华人民共和国卫生部出台，是借鉴JCI、美国、欧洲等的医院质量管理经验，总结我国医院评审经验与医院管理年活动，应用PDCA原理制定的医疗、护理、医技、院感等多个方面的管理标准，共设7章72节391条。内容包括：医院管理、患者安全、医疗品质改进、公益性、护理质量管理、医院统计学评价。医院统计学评价又包括基本运营、住院患者相关、单病种管理、重症医学、合理用药、医院感染6方面监测指标。

临床路径（clinical pathway）是一种临床治疗综合模式，以循证医学指南为依据，针对某疾病建立一套标准化治疗程序，进行疾病管理的方法，具有规范医疗行为、提升质量的作用。临床路径管理指导原则（试行）于2009年发布，截至2017年10月，临床路径数量达到1212个，涵盖30余个临床专业，基本满足临床需求。

疾病诊断相关分组（Diagnostic Related Groups，DRGs）综合考虑病例的个体特征，将临床过程相近、费用结构相似者分到同一组中，以病例诊断或操作作为组合依据。2011年8月原中华人民共和国卫生部办公厅发布关于推广应用DRGs开展医院评价工作的通知，行政管理部门可以住院病案首页信息采集与报送工作为基础，依托DRGs系统，对各医疗机构、临床专业进行客观的医疗质量、绩效评估，并应用于付费机制改革。

除原国家卫生和计划生育委员会（含原卫生部）出台的标准和CHQIS体系，国内一些学者对医疗质量管理指标也做了许多研究。护理学专家对我国护理质量评价研究进行文献计量学分析，提出我国护理质量评价广泛开展，研究方法趋于规范。徐莉等对我国综合性医院医疗质量评价指标进行系统评价，采用循证科学方法，得出总引用频率最高的15项指标，分析发现结果指标比重高，而基础指标、环节指标比重较低。

# 第三节　我国医疗质量管理发展展望

2018 年国务院印发《关于加强质量认证体系建设促进全面质量管理的意见》，意见指出依照统一管理，顶层设计原则，运用国际先进质量管理标准和方法，构建统一管理、共同实施、权威公信、通用互认的质量认证体系，全面实施质量强国战略。医疗质量管理指标也应当遵循该意见，由国家层面推动工作进行，在新医改的背景下，促进组织架构调整，各医院建立独立医疗质量管理部门，推进医疗质量持续改进。

## 一、架构转变，指标统一

各医院应当结合《医疗质量管理办法》天于医疗质量管理组织结构调整的相关规定，主动进行组织结构调整，在统一的结构基础上，医疗质量管理指标的设计才能够统一，统一的指标在医院自身纵向对比与医院间横向对比中都能够真实有效地反映结果。

## 二、围绕目标，创新发展

围绕《医疗质量管理办法》中关于医疗质量管理组织机构不同层级的职责规定，设定管理目标，结合目标进行质量管理指标调整，以期指标的应用能够反映目标的达成率，促进质量改进。

# 第二章 医疗质量管理工具

## 第一节 PDCA 循环

### 一、定义

PDCA 循环又称戴明环，是分别取 Plan（计划）、Do（执行）、Check（检查）、Action（处理）的第一个字母，PDCA 循环就是按照这样的顺序进行质量管理。

PDCA 蕴含的最重要、最本质的内涵——80% 的不足归于 20% 的原因，但我们常常花费过多的精力处理表象的不足，而忽略背后的根本原因及解决根本原因的方案。PDCA 要做的就是——找到原因、找到最佳改进方案并验证其效果。PDCA 适用于全院、全员。

### 二、步骤

四个阶段必须遵守，八个步骤可增可减。

（一）P（Plan）计划阶段

找出存在的问题，通过分析制定改进的目标，确定达到这些目标的具体措施和办法。

第 1 步：分析现状，找出存在的问题

第 2 步：分析产生问题的各种原因或影响因素。

第 3 步：找出主要的影响因素。

第 4 步：制定措施，提出行动计划。

（二）D（Do）执行阶段

按照既定的计划要求去做，以实现质量持续改进的目标。

第5步：实施行动计划。

（三）C（Check）检查阶段

对照计划要求，检查、验证执行的效果，及时发现改进过程中的问题及经验。

第6步：评估结果（分析数据）。

（四）A（Action）行动或处理阶段

总结成功的经验和失败的教训，纳入相应的标准、程序、制度，巩固成绩，克服缺点。

第7步：将有效措施标准化并在科室推广实施。

第8步：将上一循环未解决的问题带入下一循环。

## 三、FOCUS-PDCA 步骤

发现问题，确定主题—成立质量改进小组—分析现状，找出存在的问题—原因及要因分析—拟定对策措施—执行—检查—处理（如图 1-1、图 1-2）。

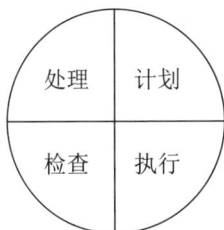

图 1-1 PDCA 循环的 4 个阶段　　图 1-2 PDCA 循环的 8 个步骤

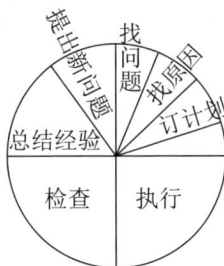

PDCA 循环四个特点：周而复始；大环带小环；阶梯式上升；利用统计工具。

# 第二节　PDCA 与质量持续改进（CQI）

质量持续改进（continuous quality improvement，CQI），CQI 采用 FOCUS-PDCA 相结合的方法。即通过 FOCUS（F：发现问题；O：成立 CQI 小组；C：明确现行流程和规范；U：问题的根本原因分析；S：选择流程改进的方案）来立项。

利用 PDCA（计划、实施、检查、处理）的工作模式来实现质量不断创新（图 1-3）。

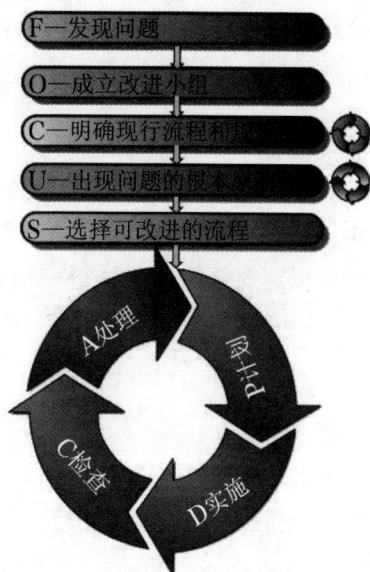

图 1-3　FOCUS-PDCA 法示意图

"F"阶段：发现问题：①选择有待改进的问题；②高风险、高频率、易出问题；③确定 CQI 是解决该问题的最佳途径；④定义问题的范畴；⑤领导层指定的重要领域，如：XX 年医院改进目标：降低门诊病人均次费用；⑥内 / 外部顾客的抱怨，如："CT 预约排队时间太长了！"；⑦不良事件或近似错误。

监控指标的不良趋势举例如下（图1-4）：

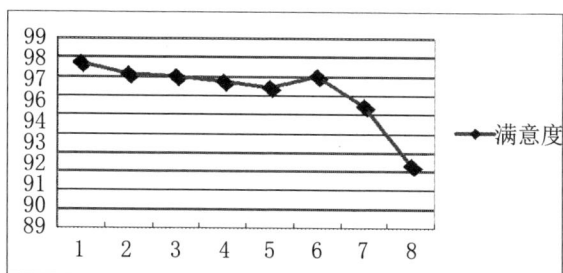

**图1-4　某病区某年1～8满意度调查的趋势图**

"O"阶段：成立CQI小组：①确定CQI小组组长；②从医院的不同层面恰当地选择小组成员；③必要时确定一位协调员指导小组工作；④CQI小组成员达成一致的改进目标；⑤小组成员6～10人。

持续质量改进（continuous quality improvement，CQI），是在全面质量管理基础上发展起来的注重过程管理、环节质量控制的一种新的质量管理理论（图1-5）。

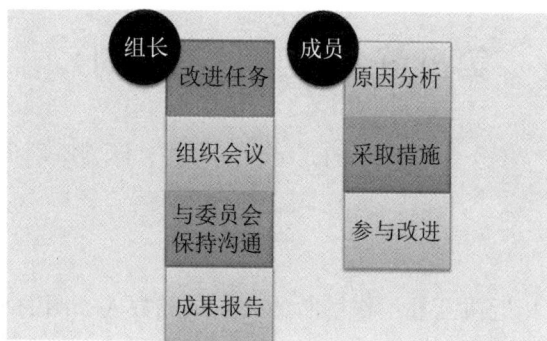

**图1-5　CQI小组示意图**

"C"阶段：明确现行流程和规范；查找最新知识和有用的信息：①画出流程图；②识别该流程所涉及的人员、制度、方法、环境等信息；③找出关键质量特性；④建立流程监控指标并收集数据。

"U"阶段：问题的根本原因分析Understand the causes of process variation：①使用鱼骨图、排列图、散点图、控制图等工具分析数据；

②深入理解当前存在问题与改进目标之间的差距。

"S"阶段（图1-6）：选择流程改进的方案：①运用头脑风暴法寻找所有可能的改进方案；②分析后确定最佳改进方案：对达到目标的贡献最大，而花费和困难又较少；与医院宗旨相一致；③一些措施可能需要获得批准后才能执行。

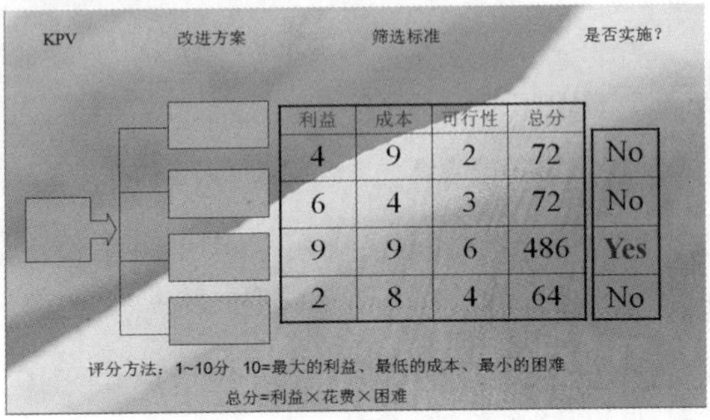

图1-6　"S"阶段举例

# 第三节　QCC（品管圈）

QCC（品管圈）是PDCA的高级表现形式，涵盖基层到管理层。

## 一、定义

由相同、相近或互补工作场所的人们组成数人一圈的小团体（又称QC小组，一般6人左右），然后全体合作，集思广益，按照一定活动程序、活用七大管理工具来解决工作现场、管理、文化等方面所发生的问题及课题。

## 二、步骤

1.主题选定。2.拟定活动计划书。3.现状把握。4.目标设定。5.解析。6.对策拟定。7.对策实施与检讨。8.效果确认。9.标准化。10.检讨与改进。

# 第四节　RCA（根本原因分析法）

## 一、定义

RCA（根本原因分析法）是一种回溯性失误分析方法，用以逐步找出问题的根本原因并加以解决，而不仅仅关注问题的表征。根本原因分析是一个系统化的问题处理过程，包括调查事件与确认问题、找出直接原因、确认根本原因、制订并执行改进计划。

## 二、步骤

第一阶段：个案发生过程（组织 RCA 小组，定义要解决的问题，资料收集）。

第二阶段：近端原因（寻找所有和事件可能的原因，即直接原因）。

第三阶段：确认根本原因。

第四阶段：制订并执行改进计划。

# 第五节　FMEA（失效模式与效应分析）

## 一、定义

Failure Mode and Effects Analysis，FMEA（失效模式与效应分析）是一种前瞻性的管理模式，是在行动之前就认清问题并预防问题发生的分析。FMEA 由失效模式（FM）及效应分析（EA）两部分组成。失效模式：不是故障本身，也不是导致失效的原因，它是指从失效原因出现到产生故障之间的不良现象的特征。效应分析：效应分析是指通过分析该失效模式对系统的安全和功能的影响程度，提出可以或可能采取的预防改造措施，以减少缺陷，提高质量。

## 二、意义

失效模式及效应分析能更好地服务于系统的改造：假定流程中会产生的失效及失效后的后果——寻找或探讨失效发生的原因——制定预防失效的措施。运用于医疗行业，预防不良事件的发生。

FMEA 是一种操作规程，旨在对系统范围内潜在的失效模式加以分析，以便按照严重程度加以分类，或者确定失效对于该系统的影响。从本质上讲，FMEA 是一种从设计上防患于未然的方法。成功导入 FMEA 的要点，更利于事前改善措施而不是事后矫正行动。

## 三、FMEA 的五大基本步骤

A——选择程序。

B——组建团队（6～10人）。

C——绘制程序流程图。

D——进行危害分析。

E——制定并执行措施并评价结果。

## 四、案例

FMEA 在急诊室工作流程中的应用：

急诊室的薄弱环节 ⟶ 工作程序太过复杂，关于患者情况的信息沟通是危险性最大的一个失效模式 ⟶ 制定并执行相应的改进措施后，这一失效模式得到有效控制 ⟶ 医疗差错可通过改善系统得到最大程度的降低。

# 第六节　HVA（灾害脆弱性分析）

HVA 是指对医院受到各种潜在灾害影响的可能性及对灾害的承受能力加以分析。

常用的灾害脆弱性分析方法是风险评估矩阵。风险评估矩阵包含 7 个方面，分别是发生概率、人员伤害、财产损失、服务影响、应急准备、内部反应、外部反应。

危险事件分为 4 大类，分别是自然灾害、技术事故、人员类伤害、危险品伤害。

# 第七节　5S 管理

## 一、5S：整理、整顿、清扫、清洁、素养

整理：对物品进行区分，清除、整理出一个良好的工作环境。

整顿：定位化，培养归位的好习惯，从混乱到井然有序。

清扫：就是彻底地将自己的工作环境四周打扫干净。

清洁：维持以上整理、整顿、清扫后的局面，形成制度化、规范化。

素养：要努力提高人员的素养，养成严格遵守规章制度的习惯和作风。这是 5S 活动的核心。

## 二、了解 6S、9S

6S：整理、整顿、清扫、清洁、素养、安全。

9S：整理、整顿、清扫、清洁、节约、安全、服务、满意度、素养。

# 第八节　追踪方法学

## 一、定义

追踪方法学是一种体现以患者为中心的评价方法，是评审专家追踪患者就医全过程，以患者和评审者的双重角度去发现主要质量和医疗安全问题。它是国际医院评审（JCI）中最主要的评审方法，分个案追踪和系统追踪。

## 二、分类

（一）个案追踪

个案追踪也称患者追踪或客户追踪，是指通过选定某特定患者，追查该患者从入院（第一现场）到出院后所接受的所有医疗服务活动。

（二）系统追踪

系统追踪是指通过对医疗机构中风险相对较高的流程或功能项目进行追查，在个案追踪的基础上，关注整个医疗机构的高风险流程或项目，重点考查围绕一个共同目标的各部门单位之间的协同工作情况。

## 三、评价重点

（一）个案追踪评价重点

1. 重要的医疗护理工作是否落实、是否达标；

2. 跨部门之间交接过程中的安全情况；

3. 不同部门医疗护理之间的配合及协调情况；

4. 医疗护理过程中的潜在问题和风险。

（二）系统追踪评价重点

侧重考查落实与执行情况。所谓的系统追踪实际上是检查同一个标准在不同部门、不同人员实施过程中的执行情况；

侧重考查质量管理体系建立与实施，包括规章制度、职责、流程；

侧重考查持续质量改进，是否能够使用数据资料进行决策来改善病人安全和医疗护理质量。

### 四、实施步骤

追踪方法学是一种过程管理的方法学，基本步骤包括三个方面：

首先，是评价者以面谈以及查阅文件的方式了解医院是否开展和如何做系统性的风险管理；

其次，以个案和系统追踪方式，实地访查一线工作人员以及医院各部门的执行状况，了解各个计划的落实程度；

最后，在访查过程中，各个评价委员以会议形式讨论和交换评价结果，再深入追查有疑问的部分，进入 PDCA（质量改进分析会）。

# 第九节　全面质量管理

## 一、定义

全面质量管理就是一个组织以质量为中心，以全员参与为基础，目的在于通过让顾客满意和本组织所有成员及社会受益而达到长期成功的管理途径。

## 二、特点

1. 全员参与的质量管理。

2. 全过程的质量管理。

3. 管理对象的全面性。

4. 管理方法的全面性。

5. 经济与社会效益的全面性。

## 三、内涵

1. 强烈地关注顾客。

2. 坚持不断地改进。

3. 改进组织中每项工作的质量。

4. 精确地度量。

5. 没有最好，只有更好。

## 四、基本框架

1. 框架与内涵：全过程；全方位。

2. 全过程——事先、过程、事后。

3. 全方位——基础质量、专业质量、服务质量。

4. 基础质量——工作制度、工作规范、工作纪律。

5. 专业质量——专业机构医疗、护理、医技、院感、信息、病案、行政、后勤、科研、教学……

6. 服务质量——内部、外部；病人、员工、社会。

## 五、推行步骤

1. 培训教育使员工牢固树立"质量第一"和"顾客第一"的思想。

2. 制订单位人、事、物及环境的各种标准，以衡量运作过程中资源的有效性和高效性。

3. 推动全员参与，对全过程进行质量控制与管理。以人为本，充分调动各级人员的积极性，推动全员参与。

4. 做好计量工作（测试、化验、分析、检测等），保证计量的量值准确和统一，确保技术标准的贯彻执行。

5. 做好质量信息工作。建立相应的信息系统、数据库。

6. 建立质量责任制，设立专门质量管理机构。全面质量管理的推行要求员工自上而下地严格执行。一把手要亲自推动与领导，从上到下，逐步向下实施。

# 第三章 医疗机构门诊质量管理暂行规定

第一条 为加强医疗机构门诊质量管理，保障医疗安全，根据《中华人民共和国医师法》《中华人民共和国传染病防治法》《医疗机构管理条例》《医疗质量管理办法》等有关法律法规规定，制定本规定。

第二条 本规定适用于二级及以上医疗机构门诊（不含急诊、发热门诊、肠道门诊、互联网门诊）质量管理。

第三条 门诊指在医疗机构内，由医务人员根据患者有效挂号凭证提供疾病咨询、预防、诊断、治疗、护理、康复等医疗服务的行为。

第四条 医疗机构应当严格依法执业，在本机构执业范围内提供相关门诊服务。

第五条 门诊质量管理是指按照门诊质量形成的规律和有关法律、法规要求，运用现代科学管理方法，对门诊服务要素、过程和结果进行管理与控制，以实现门诊质量持续改进的过程。

第六条 门诊质量管理是医疗机构质量管理的重要组成部分，二级及以上医疗机构应当将门诊质量管理纳入医疗质量管理委员会工作体系，明确负责门诊日常管理工作的部门，建立门诊质量管理制度，按照院、科两级责任制不断完善门诊质量管理体系，加强日常监督检查，定期收集、分析、反馈门诊质量数据，推动门诊质量持续改进。

第七条 门诊质量管理制度是指由医疗机构根据国家有关法律法规和管理要求制定的、医疗机构及其医务人员在门诊诊疗活动中应当严格遵守的制度。主要包括医务人员出诊管理制度、号源管理制度、预检分诊制度、门诊医疗文书管理制度、多学科（MDT）门诊制度、特需门诊制度、门诊转诊制度、门诊手术管理制度、门诊突发事件应急处理制度等。

第八条 医疗机构应当加强医务人员出诊管理，依照门诊患者病种分类和特点，合理安排各专业不同年资医师出诊；并针对地域、季节特点，结合号源使用情况，动态调整出诊单元数以及单元接诊人次，合理配置门诊人力资源。

第九条 医疗机构应当实施患者实名就医。在注册、挂号、诊疗等各环节实行患者唯一身份标识管理。

第十条 医疗机构应当根据就诊量变化动态调整各挂号途径号源投放量，加强退号与爽约管理，建立退号候补机制，提升号源使用效率。加强预约挂号管理，提供网络、自助机、诊间、人工窗口等多种预约挂号方式。

第十一条 医疗机构应当积极推行分时段预约诊疗，提高患者到院30分钟内就诊率，引导患者有序就诊，减少院内等候时间，减少人员聚集。

第十二条 医疗机构应当严格落实门诊首诊负责制度，在本次就诊过程结束前或由其他医师接诊前，首诊医师应当对患者的检查、诊断、治疗、抢救和转诊等负责。

第十三条 门诊诊疗过程和处置措施应当遵循诊疗规范、临床指南等，诊断、预防和治疗措施应当遵循安全、规范、有效、经济的原则。

第十四条 医疗机构应当积极推行多学科（MDT）门诊，MDT门诊由相对固定的专家团队在固定的时间、地点出诊。MDT门诊诊疗记录内容应当包括就诊时间、就诊科别、参加人员姓名及专业技术职务、主诉、现病史、既往史、体格检查、辅助检验检查结果、MDT门诊团队综合诊治意见和参加讨论的全体医师签名等。

第十五条 医疗机构应当加强门诊疑难病例管理，建立门诊疑难病例会诊制度，提供门诊疑难病例会诊服务，保障患者得到及时诊治。

第十六条　医疗机构应当明确挂号有效时间，建立患者因检验、检查结果回报继续就诊的保障机制，合理安排患者复诊的次序。

第十七条　医疗机构应当提高医技科室工作效率，缩短检验、内镜、超声、CT、核磁等检查的预约等候时间，鼓励提供门诊检查集中预约、自助预约、诊间预约等多种形式的预约服务，有条件的可以提供一站式检查预约服务。

第十八条　医疗机构应当依照相关规范在规定时限内出具检验和检查报告，并对门诊各项检查检验报告出具时间进行统计、分析，根据实际情况逐步缩减报告出具时间。医疗机构应当推进检查检验结果互认共享，提高医疗资源利用效率，改善人民群众就医体验。

第十九条　医疗机构应当加强门诊临床危急值管理，制定门诊危急值报告及处理流程，及时、准确报告并通知患者及时就诊，保障患者医疗安全。

第二十条　医疗机构应当制定门诊手术和有创诊疗的目录，认真执行有关医疗质量安全核心制度，严格把握适应证，根据患者病情、手术级别、麻醉方式等，制定具体的术前讨论、手术安全核查、手术部位标识等制度及流程，确保门诊有创诊疗和手术的安全。门诊手术记录内容应当包括手术时间、手术名称、手术级别、术前诊断、术后诊断、手术者及助手姓名、麻醉方式、手术经过、标本去向等。

第二十一条　医疗机构应当加强药事服务能力，落实门诊处方审核及点评制度，为患者提供门诊药物咨询及用药指导服务。

第二十二条　医疗机构应当加强门诊静脉输液治疗管理，严格把握门诊静脉输液治疗指征，控制门诊静脉输液治疗使用率，严密监测并及时处理门诊静脉输液治疗的不良反应。

第二十三条　医疗机构应当加强门诊病历等医疗文书管理，将门诊病历与患者唯一身份标识关联，开展门诊病历点评及质量控制工作，保障门诊病历内容客观、真实、准确、及时、完整、规范。门诊诊断应当区分主要诊断及其他诊断。

第二十四条 医疗机构应当推动门诊电子病历使用。使用门诊电子病历的，应当采用卫生健康行政部门统一的疾病诊断、手术操作编码库，按照《电子病历应用管理规范（试行）》有关规定建立、记录、修改、使用、保存和管理门诊电子病历信息，确保患者诊疗信息完整、连续并可追溯。

第二十五条 医疗机构应当加强门诊传染病预检、分诊、消毒、隔离以及职业防护工作，落实手卫生、环境清洁消毒等标准预防措施。内镜中心（室）、血液透析中心（室）、门诊手术室、口腔科等医院感染高风险部门应当制定并落实医疗机构感染预防与控制相关制度。

第二十六条 医疗机构应当加强门诊就医秩序管理，按照国家有关规定配备适当的安全保卫力量，保障患者和出诊医务人员的安全。同时，提高医疗质量（安全）不良事件报告率，减少和避免诊疗过程中患者和医务人员的意外伤害。

第二十七条 医疗机构应当加强门诊突发事件管理，建立应急预案，按标准配备抢救设备和药品，定期组织培训、演练，加强巡视，及时、妥善处理门诊突发事件。

第二十八条 医疗机构应当依据《医疗卫生机构信息公开管理办法》的规定，坚持合法合规、真实准确、便民实用、及时主动的原则，公开门诊医疗服务项目、流程、常用药品和主要医用耗材的价格等相关信息；加强网站、小程序、公众号等维护，确保发布信息及时准确。

第二十九条 医疗机构应当在门诊开展文字、音频、视频等多种形式的健康宣教，有条件的医疗机构可开展专门健康宣教课程，传递科学、准确、实用的医疗健康信息。

第三十条 医疗机构应当营造安全、舒适、温馨、清洁的就诊环境。门诊布局科学、合理，设施、设备安全，建设无障碍设施，就诊标识清晰、警示醒目。

第三十一条 医疗机构应当按照不少于日均门诊量 0.2% 的比例配备门诊导医人数或智能引导设备数量，并为行动不便的患者提供就医辅助服务。鼓励医疗机构在门诊提供社工以及志愿者服务。

第三十二条　医疗机构应当建立满意度调查、分析、反馈、改进机制，定期开展门诊患者满意度调查，改善患者就医体验。

第三十三条　医疗机构应当加强门诊投诉管理，公开投诉和医疗纠纷处理途径，做好投诉的接待、分析、反馈和持续改进。

第三十四条　医疗机构发热门诊、肠道门诊、互联网门诊的管理按照卫生健康行政部门相关规定执行。

第三十五条　本规定中的出诊单元是指医务人员一次出诊时所在的半个工作日。

第三十六条　本规定自 2022 年 6 月 6 日起施行。

# 第四章 门诊管理医疗质量控制指标（2024年版）

指标一：门诊电子病历使用率（OQI-EMR-01）

定义：门诊电子病历份数与同期门诊总人次数的比例。

计算公式：门诊电子病历使用率＝门诊电子病历份数／同期门诊总人次数 × 100%。

意义：反映医疗机构门诊信息化建设情况。

指标二：门诊标准诊断使用率（OQI-SD-02）

定义：使用标准诊断的门诊病历份数占同期门诊病历总份数的比例。

计算公式：门诊标准诊断使用率＝使用标准诊断的门诊病历份数／同期门诊病历总份数 × 100%。

说明：本指标中标准诊断是指符合《疾病分类与代码国家临床版》中规范的诊断。

意义：反映门诊病历书写规范性。

指标三：门诊准时出诊率（OQI-OC-03）

定义：医务人员准时出诊的门诊单元数占同期出诊门诊单元总数的比例。

计算公式：门诊准时出诊率＝医务人员准时出诊的门诊单元数／同期出诊门诊单元总数 × 100%。

说明：本指标中的出诊单元是指医务人员一次出诊时所在的半个工作日。

意义：反映门诊医务人员准时出诊情况。

指标四：门诊停诊率（OQI-OC-04）

定义：停诊的门诊单元数占同期计划门诊单元数的比例。

计算公式：门诊停诊率 = 停诊的门诊单元数 / 同期计划门诊单元数 ×100%。

说明：本指标中的停诊单元是指按计划应当出诊，但开放预约号源后因各种原因未出诊，同时未安排同专业、同级别及以上医师代替出诊的单元数。

意义：反映门诊医疗资源利用和管理情况。

指标五：门诊化疗病历记录完整率（OQI-CTH-05）

定义：记录完整的门诊化疗病历份数占同期门诊化疗病历总份数的比例。

计算公式：门诊化疗病历记录完整率 = 记录完整的门诊化疗病历份数 / 同期门诊化疗病历总份数 ×100%。

说明：门诊化疗病历记录应当包括但不限于：①化疗前 TNM 分期；②化疗方案（包括化疗方案名称、药物剂量等）；③化疗反应；④各类知情同意书；⑤相关辅助检验检查结果；⑥随访建议等。

意义：反映门诊化疗病历书写质量。

指标六：门诊化疗严重不良反应发生率（OQI-CTH-06）

定义：发生严重不良反应的门诊化疗患者人次数占同期门诊化疗患者总人次数的比例。

计算公式：门诊化疗严重不良反应发生率 = 发生严重不良反应的门诊化疗患者人次数 / 同期门诊化疗患者总人次数 ×100%。

说明：本指标中门诊化疗严重不良反应是指在化疗期间和随访中出现 ≥ 3 级的治疗相关不良反应，具体参考《常见不良反应术语评定标准（CTCAE）5.0 版》。

意义：反映门诊化疗质量。

指标七：门诊化疗患者静脉治疗相关不良事件发生率（OQI-CTH-07）

定义：发生静脉治疗相关不良事件的门诊化疗患者人次数占同期行

静脉治疗的门诊化疗患者总人次数的比例。

计算公式：门诊化疗患者静脉治疗相关不良事件发生率 = 发生静脉治疗相关不良事件的门诊化疗患者人次数 / 同期行静脉治疗的门诊化疗患者总人次数 ×100%。

说明：本指标中静脉治疗相关不良事件是指给药错误、药物外渗、由药物引发的 2 级及以上静脉炎（具体参考 INS 静脉炎分级标准）。

意义：反映门诊化疗患者静脉治疗质量安全管理情况。

指标八：门诊危急值 30 分钟内通报完成率（OQI-AE-08）

定义：30 分钟内完成通报的门诊危急值例数占同期门诊危急值总例数的比例。

计算公式：门诊危急值 30 分钟内通报完成率 =30 分钟内完成通报的门诊危急值例数 / 同期全部门诊危急值例数 ×100%。

说明：本指标中门诊危急值是指门诊患者在各项检查、检验中发现的危急值。30 分钟内完成通报指发现危急值 30 分钟内通知到患者或家属。

意义：反映对门诊危急值通报的及时性。

指标九：门诊静脉采血相关差错发生率（OQI-AE-09）

定义：门诊静脉采血相关差错发生例数占同期门诊静脉采血总例数的比例。

计算公式：门诊静脉采血相关差错发生率 = 门诊静脉采血相关差错发生例数 / 同期门诊静脉采血总例数 ×100%。

说明：本指标中静脉采血相关差错是指标本类型错误、标本容器错误、采集量不足或过多等，具体参考《临床实验室质量指标（WS/T 496-2017）》。

意义：反映门诊静脉采血质量。

指标十：门诊手术并发症发生率（OQI-AE-10）

定义：门诊患者手术发生并发症的例数占同期门诊患者手术总例数的比例。

计算公式：门诊手术并发症发生率 = 门诊患者手术发生并发症的例

数 / 同期门诊患者手术总例数 ×100%。

说明：本指标中手术并发症是指出现的与手术相关的感染、出血、伤口裂开、神经肌肉或器官组织损伤。

意义：反映门诊手术质量。

指标十一：每千门诊诊疗人次不良事件发生率（OQI-AE-11）

定义：发生门诊不良事件例数占同期门诊诊疗人次数的比例。

计算公式：每千门诊诊疗人次不良事件发生率 = 发生门诊不良事件例数 / 同期门诊诊疗人次数 ×1000‰。

说明：本指标中门诊不良事件是指门诊患者在就诊时发生的不良事件和在门诊区域内发生的不良事件。

意义：反映门诊不良事件发生情况。

# 第二篇 门诊的概述

# 第一章　门诊的定义、功能与重要性

## 第一节　什么是门诊

当一个人的健康出现异常或为了早期发现疾病，到一个特定机构，有医务人员检查身体、诊断和治疗疾病，且不留住医院的诊疗方式为门诊。综合医院按不同科室分门诊，并配备医技科室和辅助科室。较大医院为加强门诊工作，都设立门诊部，下设门诊办公室作为职能科室。

按门诊就诊者的病情、需要处理的迫切程度以及健康状况，可分为一般门诊、保健门诊和急诊门诊三种。一般门诊就诊者其病情允许在门诊时间里根据医生的安排进行检查和处理；保健门诊的就诊者，是自觉健康的人进行预防性检查、健康咨询、疾病普查、婚前检查、预防接种、围产期保健、防癌普查、婴幼儿保健门诊等；急诊门诊的就诊对象，都是疾病紧急、危重，需要及时诊疗的患者，必须分秒必争。急诊应 24 小时开放。

## 第二节　门诊工作的重要性

门诊是医院的重要组成部分，是医疗工作的第一线，是为患者诊断、治疗、护理和预防保健的场所。多数患者的诊疗工作必须在门诊进行。

门诊工作是面向社会的重要窗口，它是医院接触患者时间最早、人数最多、范围最广的部门，所以门诊工作的质量高低直接反映着医院的整体技术和科学管理水平。因此，在门诊工作的医护人员必须以"患者为中心"，做好门诊诊疗服务工作，发挥窗口服务功能，努力提高医疗护理质量。

# 第三节　门诊工作的特点

医院门诊工作具有"五多一短"的主要特点。

## 一、患者集中多

门诊每天接待大量来自社会各方面、不同阶层的患者。

## 二、诊疗环节多

门诊是一个诊疗功能比较齐全的系统整体，从患者挂号、就诊，到医院提供检诊分诊、诊断、检验、放射、注射、治疗、取药等一连串的由多个环节组成的流程，任何一个环节的梗阻都可造成门诊严重拥挤，给患者带来不便。

## 三、人员杂、病种多

人员杂、病种多是门诊工作的重要特征。

## 四、应急变化多

从总体来说，门诊的人数、病种、急慢程度是难以预测的，处于被动状况。

### 五、医生变换频繁

医生变换比较频繁是门诊工作的重要特点。尽管医院力求使门诊医生相对稳定，但是门诊医生的流动轮换是不可避免的。

### 六、诊疗时间短

门诊患者怀着要求能治病、治好病的强烈愿望来到医院门诊就诊，但是门诊医生每天要接待大量的患者，尽管已对各科门诊诊治患者的时间做出原则性要求，以防止出现马虎草率的现象，但实际上有时很难妥善解决数量与质量的矛盾，尤其是在门诊患者的高峰时期或高峰季节，矛盾比较突出。

# 第四节　门诊的主要任务

门诊是医院进行诊疗护理的重要部分，门诊的任务必须根据医院的性质特点和承担的总任务来决定。

# 第二章　门诊日常检查与制度

为加强门诊管理，提升门诊服务能力，方便患者就医，加强门诊医疗服务监管，缩短患者等候时间，充分利用医疗资源制定以下制度。

1.门诊办公室负责门诊日常检查工作。

2.定期或不定期对门诊医疗服务质量进行监管。

3.检查内容：

（1）就诊秩序

（2）医生出诊情况

（3）保护患者隐私情况

（4）首诊负责制

（5）节前检查

（6）安全隐患情况

（7）门诊资源调配

（8）服务流程

（9）征求各科室意见

对于检查中发现的问题，给予及时处理后若不能现场解决，及时上报分管领导或召开协调会解决，并及时安抚患者及职工。

# 第三篇　门诊医疗安全与质量管理相关管理制度

# 第一章　医院医疗安全与质量管理相关制度

## 第一节　医院管理相关制度

### 一、首诊负责制

为贯彻落实《医疗质量管理办法》（国家卫生和计划生育委员会〔2016〕10号），提升医疗质量，保障患者安全，根据《医疗质量安全核心制度要点》（国家卫生健康委员会〔2018〕8号）的要求，现结合医院实际，特修订本制度。

（一）定义

指患者的首位接诊医师（首诊医师）在一次就诊过程结束前或由其他医师接诊前，负责该患者全程诊疗管理的制度。医疗机构和科室的首诊责任参照医师首诊责任执行。

（二）基本要求

1. 明确患者在诊疗过程中不同阶段的责任主体。

2. 保障患者诊疗过程中诊疗服务的连续性。

3. 首诊医师应当做好医疗记录，保障医疗行为可追溯。

4. 非本医疗机构诊疗科目范围内疾病，应告知患者或其法定代理人，并建议患者前往相应医疗机构就诊。

（三）具体内容

1. 第一次接诊的医师或科室为首诊医师和首诊科室，首诊医师和首诊科室应对其所接诊者，特别是对急危重症患者的诊疗、会诊、转诊、转科、转院、病情告知等医疗工作负责，并认真书写病历。

2. 首诊医师必须详细询问病史，进行体格检查、必要的辅助检查和处理，对患者的明确诊断应认真记录于病历中；对诊断尚未明确的患者应在对症治疗的同时，及时请上级医师或有关科室医师会诊。

3. 首诊医师下班前，应将患者移交接班医师，把患者的病情及需注意的事项交代清楚，认真做好交接班记录。

4. 对急危重患者，首诊医师应采取积极措施负责实施抢救。如为非所属专业疾病或多科病，应组织相关科室会诊或报告医院主管部门组织会诊。危重症患者如需检查和住院，首诊医生应陪同或安排医务人员陪同护送。

5. 被邀会诊的科室医师须按时会诊，执行医院会诊制度。会诊意见必须交代清楚专科查体及病史、会诊诊断、会诊建议。

6. 复合伤或涉及多科室的急危重症患者抢救，在尚未明确主要责任科室主管之前，首先首诊科室负责抢救，同时及时邀请相关科室会诊、协同抢救，必要时通知医务部或总值班组织协调，不得以任何理由推诿和延误救治，各科室分别进行相应的处理并及时做病历记录。

7. 首诊医师对需要紧急抢救的患者应先抢救，同时向上级医师汇报，并告知患者陪同办理挂号和缴费手续，三无人员直接进入先抢救后付费流程，不得以任何理由延误抢救时机。

8. 首诊医师抢救急、危重症患者，在患者稳定之前不宜转院，因医院病床、设备和技术条件所限，须由副主任及以上医师亲自查看病情，决定是否可以转院，对需要转院而病情允许转院的患者，须由责任医师（必要时由医疗管理部门或总值班）先与接收医院联系，对病情记录、途中注意事项、护送等均须做好交代和妥善安排。

9. 遇非本院诊疗科目范围内疾病或其他特殊情况，首诊医师应告知患者或其法定代理人，建议患者前往相应医疗机构就诊，并认真记录病历。

10. 患者在门诊、急诊治疗过程中病情突然变化，首诊科室医师要到场处理。若涉及他科疾病，应在进行必要的紧急处理后，请有关科室会诊或转诊，严禁相互推诿。

（四）监管与评价

各科室要严格落实首诊负责制度，科室应对该项核心制度给予自查，凡在接诊、诊治、抢救患者或转院过程中未执行上述规定、推诿患者而造成不良后果的，按医院有关规定追究首诊医师本人和科室的责任，同时纳入个人及科室绩效考核。

## 二、危重患者抢救制度

为切实做好急诊患者的抢救及后续治疗工作，提供快速、有序、有效和安全的诊疗服务，极大可能保证患者的生命安全，保证病情危重患者能够得到及时、有效的抢救治疗，特制订本制度。

（一）定义

指为控制病情、挽救生命，对急、危、重患者进行抢救并对抢救流程进行规范的制度。

（二）具体内容

1. 急、危、重患者的抢救工作，由科主任或三级医师负责组织并主持抢救工作，科主任或三级医师不在时，由级别最高的医师主持抢救工作，但必须及时通知科主任或三级医师，特殊患者或需多学科协同抢救的患者，应及时上报医务部，以便组织有关科室共同抢救。重大抢救应由院领导组织，所有参加抢救人员要听从指挥，严肃认真，分工协作。

2. 抢救工作中遇有诊断、治疗、技术操作等方面的困难时，应及时请示上级医师或医院领导，迅速予以解决。一切抢救工作必须做好记录，要求准确、清晰、完整，并准确记录执行时间。

3. 急救器材、药品齐备完好，做到"四定"（定种类、定位放置、定量保管、定期消毒）、"三无"（无过期、无变质、无失效）、"二及时"（及时检查、及时补充）、"一专"（专人管理），抢救物品一般不外借，以保证应急使用。

4. 各级人员必须熟练掌握相关抢救技术和抢救用药，熟悉各种抢救仪器的性能及使用方法。

5. 参加抢救人员应全力以赴，医护人员要密切合作，口头医嘱护士复述一遍、确认无误后方可执行。做到分工明确、紧密配合、听从指挥，严格执行各项规章制度。

6. 若遇病人病情发生变化，在通知医生的同时，护理人员应根据病情及时测量生命体征实施给氧、吸痰、建立静脉通道、人工呼吸、胸外心脏按压、配血、止血等措施。

7. 对危重病人应就地抢救，待病情稳定后方可搬动，抢救过程中严密观察病情变化，根据病情实施特别护理，认真做好各项基础护理和生活护理，烦躁、昏迷、神志不清病人应加上床档和约束带。及时评价护理计划的完成情况。

8. 对病情变化、抢救经过、用药种类要进行详细交接。执行口头医嘱时必须复述核对无误后方可执行，抢救结束后医生应及时据实补写医嘱。药品的空安瓿瓶需经两人核对后方可弃去。

9. 对病情变化、抢救经过、各种用药等记录应准确、及时、完整，因抢救病人未能及时书写记录的，有关医务人员应当在抢救结束后 6 小时内据实补记，并加以注明。

10. 抢救工作进行的同时，要通知病人家属并做好安抚工作。如家属不在，应及时与病人家属联系或通知医务部、保卫科。

11. 抢救完毕，及时清理用物，补充药品、器材，进行终末消毒处理，使抢救仪器处于备用状态。

12. 群体性事件、突发事件或特殊人群的急危重症患者，除积极进行抢救以外、应及时进行报告。工作时间向医务部、保卫部报告，非工作时间向医院总值班报告，医院根据情况必要时报告当地卫生行政部门和公安部门。

13. 抢救资源实行全院统一调配的机制。各科室需确保抢救设备处于完好状态、药品及药剂可用。抢救工作中，药房、检验、放射、影像及其他辅助科室及后勤部门应优先满足临床抢救工作需要，应给予充分支持和保证。

14. 危重病人抢救范围：凡病情紧急危及生命立即进行抢救及监护者均应列为危重抢救病例，包括：

（1）各种原因所致的昏迷；

（2）各种原因所致的休克；

（3）各种原因所致的呼吸、心跳骤停（包括麻醉意外）；

（4）严重水、电解质及酸碱平衡紊乱；

（5）各种原因所致的严重心力衰竭、心肌缺血及心律失常（全心衰、急性心肌梗死、阿-斯综合征重症心绞痛等）；

（6）各种原因所致的弥漫性血管内凝血（DIC）；

（7）各种原因所致的高血压危象；

（8）各种原因所致的心包填塞；

（9）各种原因所致的重度急、慢性呼吸衰竭（肺心病、休克鈍、急性呼吸窘迫综合征、气管异物肺梗死、羊水栓塞、高压性气胸、急性大量胸腔积液、呼吸机麻等）；

（10）急性大咯血（支气管扩张症、二尖瓣狭窄、肺结核等）；

（11）各种原因所致的喉梗（急性喉炎、白喉等）；

（12）急性肝、肾功能衰竭（重肝、尿毒症、肝肾综合征等）；

（13）严重颅脑损伤、脑病；

（14）海绵窦血栓形成，重型脑出血；

（15）大面积烧伤（Ⅲ度烧伤 > 20% 或 Ⅱ度烧伤 > 50%）；

（16）各种原因所致的急性弥漫性腹膜炎（各种腹腔脏器穿孔）；

（17）重症急性出血坏死性胰腺炎；

（18）重症急性溶血危象（输血反应、血型不符、蚕豆黄、免疫性溶血性贫血等）；

（19）急性粒细胞缺乏，急性再生障碍性贫血；

（20）各种药物、食物或毒物急性中毒；

（21）甲亢危象、糖尿病酮症酸中毒、低血糖昏迷、高渗性昏迷等；

（22）破伤风、气性坏疽等特殊感染病情严重者；

（23）重症剥脱性皮炎；

（24）自缢、刎殒、电击伤、溺水、严重利器伤、扼伤、爆炸伤、车祸伤等；

（25）严重多发性或复合性创伤；

（26）急性青光眼。

（三）监管与评价

各科室科主任负责本科室急危重患者抢救制度落实情况的日常自查工作，同时急危重患者抢救制度作为对科室的质量考核指标之一，医务部负责对全院急危重患者抢救制度的执行情况进行监管，同时将制度落实情况纳入科室及个人考核。

## 三、疑难/危重病例讨论制度

为贯彻落实《医疗质量管理办法》（国家卫生和计划生育委员会〔2016〕10号），提升医疗质量，保障患者安全，进一步规范疑难/危重病例讨论，根据《医疗质量安全核心制度要点》（国家卫生健康委员会〔2018〕8号）的要求，制订本制度。

（一）定义

指为尽早明确诊断或完善诊疗方案，对诊断或治疗存在疑难/危重问题的病例进行讨论的制度

（二）基本要求

1. 疑难/危重病例范围：

（1）门诊患者就诊3次未确定诊断者、住院患者入院1周未确定诊断者。

（2）住院期间不明原因的病情恶化或出现严重并发症；院内感染等经积极抢救仍未脱离危险、病情仍不稳定者。

（3）疾病在应有明确疗效的周期内未能达到预期疗效；病情复杂、涉及多个学科或者疗效极差的疑难/危重杂症。

（4）病情危重需要多科协作抢救的病例。

（5）涉及重大疑难/危重手术的病例。

（6）涉及多脏器严重病理生理异常者、涉及重大手术治疗者。

（7）非计划再次住院和非计划再次手术。

（8）出现可能危及生命或造成器官功能严重损害的并发症。

（9）住院期间有医疗纠纷倾向以及住院超过 30 天的患者。

2. 疑难/危重病例讨论前应充分做好准备工作。负责疑难/危重病例的治疗组应尽可能全面收集与患者病情相关的资料，并提前将有关病例资料整理形成书面病情摘要，提交给参加讨论人员。

3. 疑难/危重病例应由科室或医疗管理部门组织开展讨论。讨论原则上应由科主任主持，全科人员参加。必要时邀请相关科室人员或机构外人员参加。

4. 参加疑难/危重病例讨论的成员中应当至少有 2 人具有主治及以上专业技术职务任职资格。

5. 按照疑难/危重病例讨论模板进行记录，整理后由科主任、主治医师签字确认并归档。疑难/危重病例讨论结果应记入病历。

6. 根据病情及病例特点予以分级讨论管理，先组织科内讨论，涉及多科病例可进行多学科病例讨论，多学科病例讨论包括科内讨论及医院病例讨论大讲堂，对典型病种组织召开病例讨论大讲堂。

7. 科内讨论由经治医师提出，科主任或主任（副主任）医师主持，组织科内有关人员参加治疗组做讨论记录。

8. 多科室联合或院内疑难危重病例讨论由科主任提出，经医务部同意，由医务部召集。

9. 院级疑难危急病例讨论由临床科室的科主任向医务部提出申请，

并提前将有关材料进行整理，做出书面摘要，提交医务部。由医务部确定会诊时间（一般于提出申请的 24 小时内），组织相关科室人员参加。若病情需要或因患者家属请求，也可邀请院外专家参加。医务部、临床科室要负责做好疑难 / 危重病例讨论记录。

（三）讨论内容

1. 讨论时间、地点、主持人、参与者姓名及职称、记录者姓名及职称、记录时间。

2. 患者姓名、科别、住院号、入院时间。

3. 参与人员发言纪要：

（1）主持人简要说明病情及讨论目的，宣布讨论开始；

（2）由主管医师汇报病史、诊治经过，要求简洁、重点突出；

（3）主治医师详细分析病情变化及目前的主要的诊疗方案，提出本次讨论关键的难点疑点及重点要解决的问题等；

（4）参加讨论的人员针对该病例的病情进行全面分析，充分发表意见和建议，可应用国内外学术理论、专业新进展，针对病情提出可行性的诊疗建议。

4. 主持人总结：

（1）尽可能明确诊断；

（2）确定进一步诊疗方案。

（四）监管与评价

各级医师要严格落实疑难 / 危重病例讨论，科室应对该项核心制度给予自查，医院医疗质量与安全管理委员会应当每季度对疑难 / 危重病例进行汇总分析，提出持续改进意见，同时纳入个人及科室绩效考核。

本制度自下发之日起执行，原制度同时废止。

## 四、三级查房制度

为明确临床各级医师的职责，以保证对患者进行更精准、及时的诊断与治疗的诊疗服务，保障患者安全，根据《医疗质量管理办法（国家卫生和计划生育委员会〔2016〕10号）、《医疗质量安全核心制度要点》（国家卫生健康委员会〔2018〕8号）、《医疗质量安全事件报告暂行规定》的要求，现结合医院实际，特修订本制度。

（一）定义

指患者住院期间，由不同级别的医师以查房的形式实施患者评估、制定与调整诊疗方案、观察诊疗效果等医疗活动的制度。

（二）基本要求

1.医疗机构实行科主任领导下的三个不同级别的医师查房制度。三个不同级别的医师可以包括但不限于主任医师或副主任医师－主治医师－住院医师。

2.遵循下级医师服从上级医师，所有医师服从科主任的工作原则。

3.医疗机构应当明确各级医师的医疗决策和实施权限。

4.医疗机构应当严格明确查房周期。工作日每天至少查房2次，非工作日每天至少查房1次。三级医师中最高级别的医师每周至少查房2次，中间级别的医师每周至少查房3次。术者必须亲自在术前和术后24小时内查房。

5.医疗机构应当明确医师查房行为规范，尊重患者、注意仪表、保护隐私、加强沟通、规范流程。

6.开展护理、药师查房的可参照上述规定执行。

（三）具体内容

1.查房频次及时限。

（1）住院医师查房：对所管患者要全面负责，一般要求上午、下午下班前各巡视一次和晚查房一次，危重患者随时观察病情变化并及时检查处理，出现情况及时报告上级医师。非工作日每天至少查房1次。

（2）主治医师查房：首次查房应在入院48小时内完成，每周查房至少3次，由住院医师负责记录和落实计划。对危重患者应随时查房，对新入院患者及时查看和检查医嘱。

（3）主任、副主任医师查房：首次查房应在其入院72小时内完成，之后每周至少查房 2 次；病危重、疑难、术前和术后患者随时查房。

（4）术者必须亲自在术前和术后 24 小时内查房。

2. 查房内容。

（1）住院医师查房：要求每天对所管患者进行查房，重点巡视急危重、疑难、待诊断、新入院手术后的患者；查房时应详细询问患者病情，做好体格检查，并认真查阅患者各种化验检查报告单，分析检查结果，提出进一步检查或治疗意见；开具当天医嘱并检查执行情况；询问患者饮食起居等情况；主动征求患者对医疗等方面的意见，向患者或家属解答病情；陪同上级医师查房时应详细记录。可书写好上级医师查房记录，应及时请上级医生本人审阅签名。

（2）主治医师查房：要求对所管患者进行系统查房。遇到疑难问题及时报告上级医师，尤其对新入院、急危重、诊断未明及治疗效果不佳的患者进行重点检查与讨论；审阅修改下级医师病历、补充体格检查及各项必要的辅助检查，分析病情、辨证治疗，指导用药。听取住院医师和护士的意见：倾听患者的陈述；了解患者病情变化并征求对医疗、护理、饮食等方面的意见：陪同上级医师查房简要汇报病史、诊疗情况：对查房记录进行检查或修改，修改后签字；或主治医师自己书写并签字。

（3）主任医师（副主任医师）查房：重点解决疑难病例及问题；审查对新入院、危重患者的诊断诊疗计划；对重大手术要审查手术方案、术前准备情况，并报科室主任及医务部审批；抽查医疗病历、护理质量；对下级医生的治疗原则、治疗方法、用药情况提出指导意见，决定医疗方案听取医师、护士对诊疗护理的意见，必要时对患者做进一步的体格检查及病史询问；进行必要的教学工作；对疑难问题及时向科主任汇报，决定患者会诊、出院、转院等。

（四）监管与评价

科室应对该项核心制度给予自查，科主任作为第一责任人，医疗组长负责监管各医疗组实施情况，医院将不定期进行监督检查，检查情况将反馈至科室并院内通报，同时纳入科室及个人考核。

### 五、抗菌药物分级管理制度

（一）我院实施抗菌药物分级管理制度

抗菌药物分为非限制使用、限制使用与特殊使用三级。

1. 非限制使用级抗菌药物。经长期临床应用证明安全、有效，对细菌耐药性影响较小，价格相对较低的抗菌药物。

2. 限制使用级抗菌药物。与非限制使用级抗菌药物相比较，在疗效、安全性、对细菌耐药性影响、药品价格等方面存在局限性，不宜作为非限制级药物使用。

3. 特殊使用级抗菌药物。具有明显或者严重不良反应，不宜随意使用的抗菌药物；需要严格控制使用避免细菌过快产生耐药的抗菌药物；新上市不足 5 年的抗菌药物，疗效或安全性方面的资料较少，不优于现用药物的抗菌药物；价格昂贵的抗菌药物。

（二）预防感染、治疗轻度或者局部感染

应当首先选用非限制使用级抗菌药物；严重感染、免疫功能低下合并感染或者病原菌只对限制使用类抗菌药物敏感时，可以选用限制使用级抗菌药物；严格控制特殊使用级抗菌药物使用。

（三）对医师和药师进行抗菌药物临床应用知识和规范化管理的培训

医师经考核合格后获得相应抗菌药物处方权，药师经考核合格后获得抗菌药物调剂资格。具有中级以上专业技术职务任职资格的医师，经培训并考核合格后，方可授予限制级使用抗生素药物处方权。具有高级专业技术职务任职资格的医师，经培训并考核合格后，方可授予特殊使用抗菌药物处方权。

（四）临床应用

特殊使用级抗菌药物应当严格掌握用药指征，经抗菌药物管理工作组指定人员会诊同意后，由具有相应处方权医师开具处方。门诊医师不得开具特殊使用级抗菌药物处方。特殊使用级抗菌药物会诊人员由具有抗菌药物临床应用经验的感染性疾病科、呼吸科、重症学科等具有高级专业技术职务任职资格的医师和相关专业的获得规范化培训资格的临床药师担任。

（五）紧急情况

紧急情况下，医师可以越级使用抗菌药物，处方量应当限于 1 天用量。如果需要继续使用，必须经过临床感染会诊专家和感染专业临床药师会诊，会诊同意使用该级别抗菌药物后，予以治疗时间段范围内的使用权（包括使用药品名称、使用数量等）。

（六）严格控制门诊患者静脉输注使用抗菌药物比例

（七）利用信息化手段，促进抗菌药物合理应用

1.抗菌药物使用人员权限：抗菌药物分级管理在 HIS 系统中将药物分级与医师授权关联，有相应资格的医师才能开具相应级别的抗菌药物、特殊使用级的抗菌药物经内网系统提交用药申请，临床药师与临床专家会诊审核通过后，才可以使用，根据会诊结论，给予限期内的使用权限，包括品种、数量。

2.门诊医师不得开具特殊使用级抗菌药物处方。

3.医务部与药学部联合对抗菌药物处方权限实行动态管理。

## 六、会诊制度

为贯彻落实《医疗质量管理办法》（国家卫生和计划生育委员会〔2016〕10 号）和《关于开展全面提升医疗质量行动（2023—2025 年）的通知》（国家卫生健康委员会〔2023〕12 号），提升医疗质量，保障患者安全，加强核心制度落实，进一步规范医疗服务行为，根据《医疗质量安全核心制度要点》（国家卫生健康委员会〔2018〕8 号）的要求，制定本制度。

（一）定义

会诊是指出于诊疗需要，由本科室以外或本机构以外的医务人员协助提出诊疗意见或提供诊疗服务的活动。规范会诊行为的制度称为会诊制度。

（二）基本要求

1. 按会诊范围，会诊分为院内会诊和院外会诊。院内会诊包括急会诊、普通会诊和多学科会诊。院内多学科会诊由医务部或总值班组织。

2. 按病情紧急程度，会诊分为急会诊和普通会诊。院内急会诊应当在会诊请求发出后 10 分钟内到位，普通会诊应当在会诊发出后 24 小时内完成。

3. 医院统一会诊单格式及填写规范，明确各类会诊的具体流程。

4. 申请会诊科室应严格掌握会诊指征。会诊前经治医师应做好会诊的准备工作，如病历、实验室检查、影像学检查等相关资料，会诊时应由邀请科室医师陪同，会诊时应详细介绍病情。

5. 会诊医师应根据病史、体格检查、检验检查结果综合分析，给出专业的会诊意见和建议。

6. 任何科室或个人不得以任何理由或借口拒绝会诊邀请。

7. 受邀会诊医师须到患者所在科室现场会诊，原则上不得让患者自行至受邀科室，确需专科设备检查和处置的情形除外。

8. 会诊后需急诊收住院或转科的患者，受邀科室应及时收治。

9. 前往或邀请院外会诊，应当严格遵照国家有关规定执行。

10. 医务部规范会诊医师资质并进行动态管理，有效运用会诊评价等手段，落实会诊制度，建立合理的奖惩机制，持续提升会诊质量。

（三）会诊工作流程

1. 急会诊。

对于本科难以处理、急需其他科室协助诊治的急、危、重症患者，由经治医师提出紧急会诊申请。申请科室发送电子会诊申请单，同时以电话形式通知受邀科室。急会诊医师原则上由住院总医师及以上担任。

2. 普通会诊。

非急危重症患者需他科协助诊治的，由主治医师及以上提出会诊申请。会诊医师原则上要求住院总医师及以上担任，如遇疑难问题或病情复杂时，应请示上级医师协助会诊。

3. 多学科会诊。

（1）对疑难、危重患者，特别是涉及多学科的重症患者，由专科经治医师提出申请，经科室主任或副主任审核同意后报医务部并通知相关科室专家参加。

（2）受邀科室需选派医疗组长或副主任医师及以上职称人员参加，从受邀科室专家中选派一名高年资医师作为本次多学科会诊的组长（当次多学科会诊的组长由职称最高者担任，最高职称同级人员中由履职年限最长者担任）。

（3）申请科室将多学科会诊申请单提交医务部，由医务部通知相关科室及人员参加会诊。受邀科室应严格按照邀请科室确定的时间、地点准时参加。

（4）由申请科室的科主任或具有副主任医师及以上职称人员主持会诊，特殊情况下医务部参加，必要时主管医疗的副院长参加。由主治医师汇报病例，受邀请参加会诊的多科专家对诊断、治疗方案、预后评估等做出判断，给出专业诊疗意见，由本次多学科会诊组长汇总并制定最终诊疗方案。

（5）申请会诊科室经治医师或治疗组需评估并认真执行会诊意见，在病程记录中反馈会诊意见及执行情况。

（6）各临床和医技科室必须积极有序地配合多学科联合诊疗工作，各科室要设专人负责安排每月全院多学科会诊专家排班，并及时将排班上报医务部，全院发布。

4. 院外会诊。

临床科室应充分评估外请专家会诊的必要性，如确需邀请院外专家会诊，应在已进行院内会诊的基础上再申请院外会诊。

（1）邀请外院专家会诊。

临床科室填写《医院院外会诊申请单》，科室主任签字同意后报医务部审批。临床科室不得未经医务部审批私自邀请外院专家会诊。

（2）院内医师至外院会诊。

院内医师外出会诊需有邀请医院会诊申请单，同时报备医务部，如遇疑难问题或病情复杂时，应请示上级医师或科室主任协助会诊，未经医务部同意不得私自接受外院会诊。

（四）监管与评价

1. 违反会诊制度的，如未按时完成会诊、推诿患者、会诊医师不符合资质、未体现专科会诊意见等情形的，按照绩效考核要求，纳入科室当月绩效考核。

2. 申请科室未执行会诊意见造成不良后果的，医院将根据相关规定给予相应处罚。

3. 违反流程邀请院外专家会诊或至外院会诊，造成不良后果的由医院根据相关法律法规的要求给予相应处罚。

4. 参与多学科会诊并互评满意者按职称奖励至会诊医师［主任 / 副主任医师 50 元 /（人·次）；主治医师 35 元 /（人·次）］。

5. 将医师参与多学科会诊的数量及质量纳入职称评价体系。

## 七、术前讨论制度

为贯彻落实《医疗质量管理办法》（国家卫生和计划生育委员会〔2016〕10 号），提升医疗质量，保障患者安全，进一步规范术前病例讨论，根据《医疗质量安全核心制度要点》（国家卫生健康委员会〔2018〕8 号）的要求，制定本制度。

（一）定义

指以降低手术风险、保障手术安全为目的，在患者手术实施前，医师必须对拟实施手术的手术指征、手术方式、预期效果、手术风险和处置预案等进行讨论的制度。

（二）基本要求

1. 除以紧急抢救生命为目的的急诊手术外，术前讨论是指因患者病情较重或手术难度较大，手术前在上级医师主持下，对拟实施手术方式和术中可能出现的问题及应对措施所作的讨论。二级以上（含二级）手术必须进行术前讨论。

2.二级手术的术前讨论由手术组医师完成，原则上由主刀医师主持，必要时由科主任组织全科讨论；三级以上（含三级）手术、疑难手术、新技术、新项目手术应进行全科讨论，并由科主任或主任医师（副主任医师）主持。护士长、床位分管护士或其他科室有关医师应参加术前讨论。

3.特殊手术包括：手术可能导致毁容或致残者；涉及刑事、纠纷的手术；患者24小时内需再次手术者及外院医师来我院参加手术者。高度风险手术是指：威胁患者生命或病情危重随时可能造成患者死亡的任何级别手术。特殊手术、高风险手术需要报请医务部，必要时组织全院术前讨论。全院术前讨论由医务处组织，患者所在科室科主任主持，必要时请主管院领导参加。

4.术前讨论完成后，方可开具手术医嘱，签署手术知情同意书。

5.按照昆明市延安医院术前病例讨论模板进行记录，整理后由科主任或术者签字确认，并归档。术前病例讨论结果应记入病历。

6.根据病情及病例特点予以分级讨论管理，先组织科内讨论，涉及多科病例可进行多学科病例讨论，多学科病例讨论包括科内讨论及医院病例讨论大。

7.不准以术前小结代替术前病例讨论记录。

（三）讨论内容

1.讨论时间、地点、主持人、参与者姓名及职称、记录者姓名及职称、记录时间。

2.患者姓名、性别、年龄、科别、住院号、入院时间、手术时间、术前诊断。

3.参与人员发言纪要：

（1）主持人简要说明病情及讨论目的，宣布讨论开始；

（2）由主管医师详细介绍患者病情，并提供患者充足的病历资料，包括影像学、实验室检查等结果；

（3）讨论时各级医师应充分发表意见，全面分析；

（4）对患者术中可能出现的困难及意外，做好充分讨论，并作出相应预案及防患措施（包括术后观察事项以及护理要求）。

4. 主持人总结：

（1）明确术前诊断；

（2）形成手术方案；

（3）强调注意事项；

（4）确定主刀医生；

（5）完善术前准备及病情评估；

（6）明确手术适应症及禁忌证。

## 八、手术安全核查制度

为指导并规范手术安全核查工作，保障医疗质量和医疗安全，根据《医疗质量安全核心制度置点》（国家卫生健康委员会〔2018〕8号）的要求，制订本制度。

（一）定义

指在麻醉实施前、手术开始前和患者离开手术室前对患者身份、手术部位、手术方式等进行多方参与的核查，以保障患者安全的制度。

（二）要求

1. 手术安全核查是由具有执业资质的手术医师、麻醉医师和手术室护士三方（以下简称三方）分别在麻醉实施前、手术开始前和患者离开手术室前，共同对患者身份和手术部位等内容进行核查的工作。

2. 本制度适用于各级各类手术，其他有创操作可参照执行。

3. 手术患者均应佩戴标示有患者身份识别信息的标识以便核查。

4. 手术安全核查由手术医师或麻醉医师主持，三方共同执行并逐项填写《手术安全核查表》。

5. 实施手术安全核查的内容及流程：

（1）麻醉实施前：三方按《手术安全核查表》依次核对患者身份（姓名、性别、年龄、病案号）、手术方式、知情同意情况、手术部位与标识、麻醉安全检查、皮肤是否完整、术野皮肤准备、静脉通道建立情况、患者过敏史、抗菌药物皮试结果、术前备血情况、假体、体内植入物、影像学资料等内容。

（2）手术开始前：三方共同核查患者身份（姓名、性别、年龄）、手术方式、手术部位与标识，并确认风险预警等内容。手术物品准备情况的核查由手术室护士执行并向手术医师和麻醉医师报告。

（3）患者离开手术室前：三方共同核查患者身份（姓名、性别、年龄）、实际手术方式，术中用药、输血的核查，清点手术用物，确认手术标本，检查皮肤完整性、动静脉通路、引流管，确认患者去向等内容。

（4）三方确认后分别在《手术安全核查表》上签名。

6. 手术安全核查必须按照上述步骤依次进行，每一步核查无误后方可进行下一步操作，不得提前填写表格。

7. 术中用药、输血的核查：由麻醉医师或手术医师根据情况需要下达医嘱并做好相应记录，由手术室护士与麻醉医师共同核查。

8. 住院患者《手术安全核查表》应归入病历中保管，非住院患者《手术安全核查表》由手术室负责保存一年。

9. 手术科室、麻醉科与手术室的负责人是本科室实施手术安全核查制度的第一责任人。

10. 医疗机构相关职能部门应加强对本机构手术安全核查制度实施情况的监督与管理，提出持续改进的措施并加以落实。

## 九、危急值报告制度

根据国家卫生健康委员会《医疗质量管理办法》《三级医院评审标准（2024版）及实施细则》相关要求，为落实好医疗核心制度之危急值报告制度，进一步优化危急值报告项目，提高医院危急值报告处置的规范性，确保危急重症患者获得及时、有效的诊疗，提升医疗质量和患者安全水平，现制定此制度。

（一）危急值的定义

危急值（Critcal Values）是指临床检验或检查结果异常，表明患者可能处于生命危险的边缘状态，要求临床医生迅速采取有效干预措施或治疗，以挽救患者生命。如果这些异常结果未能得到及时处理，可能会导致严重后果，甚至危及患者的生命。

（二）危急值报告的目的

1.危急值信息，可供临床医师对生命处于危险状态的患者采取及时、有效的治疗，避免病人意外发生，出现严重后果。

2.危急值报告制度的制定与实施，能有效增强医技和临床工作人员的主动性和责任心，提高医技工作人员的诊疗水平，增强医技人员主动参与临床诊断的服务意识，促进临床、医技科室之间的有效沟通与协作。

3.医技科室及时、准确的检查、检验报告可为临床医师的诊断和治疗提供可靠依据，更好地为患者提供及时、安全、有效的诊疗服务。

（三）工作要求

1.临床、医技科室要认真组织学习危急值报告制度，人人掌握危急值报告项目与危急值范围和报告程序。科室要明确专人负责本科室危急值报告制度落实情况，确保制度落实到位。

2.危急值报告制度的落实执行纳入科室绩效考核。医务部及相关职能科室每月对危急值报告制度的执行情况进行抽查。医院每年根据运行过程中存在的实际问题和临床科室的实际需求修订危急值项目并提出持续改进的具体措施。

3.纳入危急值管理的项目包括：检验、放射影像、超声影像、心电图、POCT、外送第三方检查项目等。

4.其他情况说明。

（1）血液科的血常规危急值只报送首次。

（2）预警项目：检验科微生物室发现多重耐药菌预警项目时，临床医师接获报告后必须开具接触隔离医嘱并按规范执行隔离措施。

（3）儿科门诊：危急值 7×24 小时报儿科门诊。

（四）报告程序

1.检验科、超声医学科、心电图室、POCT危急值报告程序。

发现检验结果为危急值时，检验者首先要确认检查仪器、设备和检验过程是否正常，核查检验标准是否合格，操作是否规范，仪器传输是否有误，在确认临床及检查（验）过程各环节无异常的情况下，确认危急值需要上报，点击信息系统上报危急值。危急值上报20分钟后若临床未处置，上报科室信息系统将弹框提示，上报科室人员在接收到弹框提示后，应立即打电话通知相关临床科室护＋站，要求对上报危急值尽快进行处置。

2.放射科危急值报告程序（如图1-7）。

放射科技师在患者检查过程中发现患者检查影像疑似为危急值，确认检查过程各环节无异常后立即通知放射科医师按急诊检查优先处置，放射科医师在确认危急值需要上报，点击信息系统上报危急值。危急值上报20分钟后若临床未处置，PACS信息系统将弹框提示，放射科医师在接收到框提示后，应立即打电话通知相关临床科室护士站，要求对上报危急值尽快进行处置。

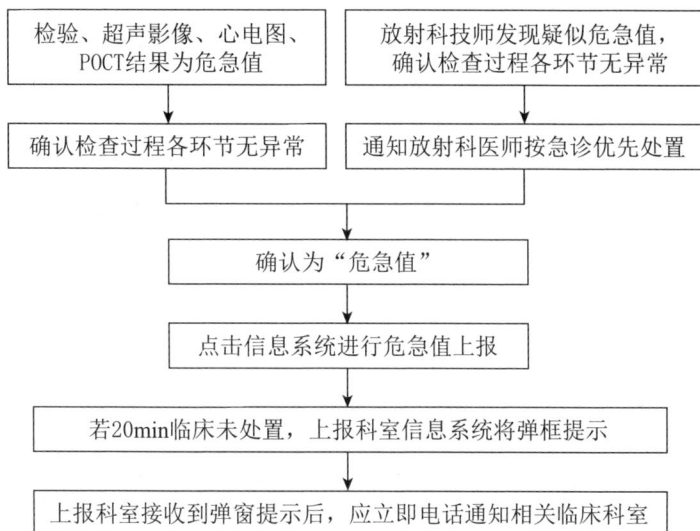

```
┌──────────────────────┐   ┌──────────────────────┐
│ 检验、超声影像、心电图、 │   │ 放射科技师发现疑似危急值， │
│ POCT结果为危急值         │   │ 确认检查过程各环节无异常   │
└──────────┬───────────┘   └──────────┬───────────┘
           ↓                           ↓
┌──────────────────────┐   ┌──────────────────────┐
│ 确认检查过程各环节无异常 │   │ 通知放射科医师按急诊优先处置 │
└──────────┬───────────┘   └──────────┬───────────┘
           └─────────────┬─────────────┘
                         ↓
              ┌────────────────────┐
              │   确认为"危急值"     │
              └──────────┬─────────┘
                         ↓
              ┌────────────────────┐
              │ 点击信息系统进行危急值上报 │
              └──────────┬─────────┘
                         ↓
        ┌─────────────────────────────────┐
        │ 若20min临床未处置，上报科室信息系统将弹框提示 │
        └──────────────────┬──────────────┘
                           ↓
        ┌─────────────────────────────────┐
        │ 上报科室接收到弹窗提示后，应立即电话通知相关临床科室 │
        └─────────────────────────────────┘
```

图1-7　放射科危急值报告程序示意图

医技科室人员接收到危急值未及时处置的弹框提示后，电话通知临床危急值要点，医技报告科室、姓名（全名）→时间（几点几分），要报告你科（　）床，患者（姓名）的危急值超过20分钟未处理，请及时处理，请问你的姓名（全名），双方确认后记录并挂机。

3.住院部危急值处置程序（如图1-8）。

（1）临床科室电脑接收到危急值后将自动"霸屏"医师工作站，主管医师或值班医师应在10分钟内接收和处置危急值，填写处置意见，根据患者具体病情给予相应的诊疗措施，开具医嘱，做好医患沟通等，并于6小时内在病程中记录危急值报告内容和处置措施、医患沟通和健康教育情况。

（2）临床科室在接到危急值报告后，如果认为该结果与患者实际的病情评估不相符或标本的采集有问题时，应尽快重新留取标本送检进行复查，当复查结果与上次结果一致或误差在许可范围内，应在报告单上注明"已复查"。医技检查科室应重新向临床科室报告危急值。

（3）住院医师对危急值的处置必须得到医疗组长及更高资质医师的指导和监督。

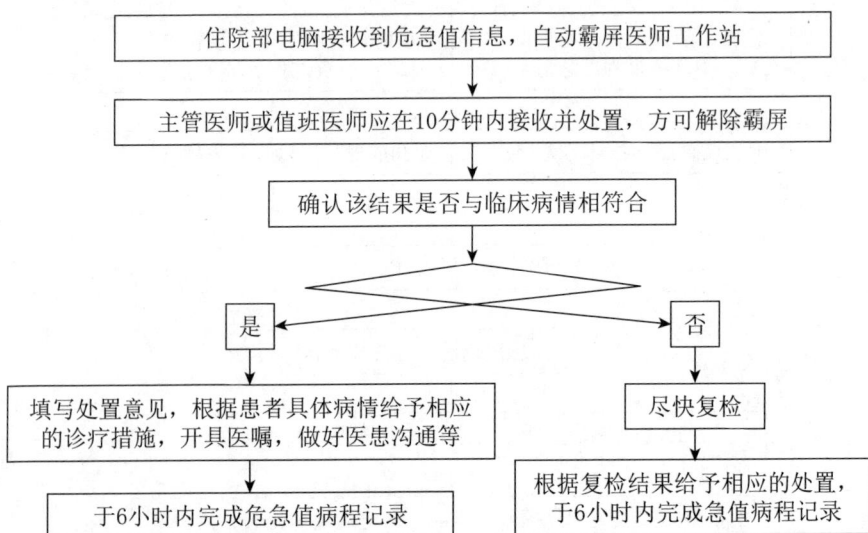

图1-8　住院部危急值报告及处置程序示意图

4.体检中心危急值处置程序。

医技科室发现危急值后，确认检查过程各环节无异常后，立即打电话向体检中心护士站报告。体检中心接到危急值报告后，须立即通知体检人员紧急到医院专科就诊，体检中心负责跟进落实并在《危急值报告记录本》上做好登记。

5.门诊、急诊病人危急值报告及处置程序（如图1-9）。

（1）医技人员发现门诊、急诊患者检查（验）出现危急值情况时，应首先核实检查是否有误，报告审核后系统自动触发短信提示发送至开单医师和患者手机及开单医师门诊工作站。

（2）开单医师收到短息提示后需立即电话联系患者，并将处置意见通过医师站进行填写提交，系统自动记录相关信息。

（3）开单医师未在医院时，应联系本科室其他医师进行处置。

（4）医师应当及时将处置情况如实记录在门。

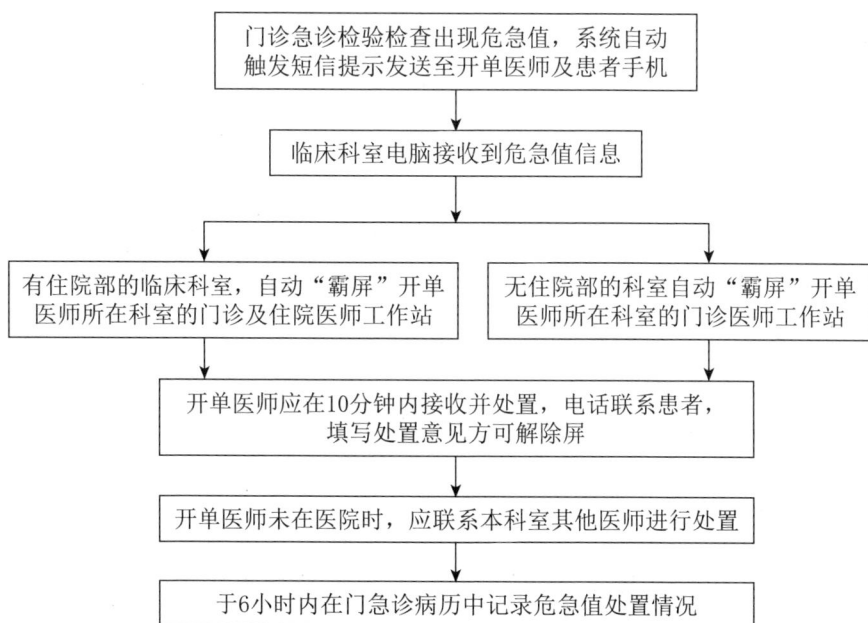

图1-9　门诊急诊病人危急值报告及处置程序示意图

## 十、值班和交接班制度

为了确保医疗质量和医疗安全，进一步加强医院医务人员值班与交接班的管理工作，根据《中华人民共和国执业医师法》《医疗机构管理条例》等相关法律、法规及《关于印发医疗量安全核心制度要点的通知》文件规定，制定值班与交接班制度进行修订。

（一）定义

指医疗机构及其医务人员通过值班和交接班机制保障患者诊疗过程连续性的制度。

（二）具体内容

1. 建立全院性医疗值班体系，包括临床、医技、护理部门以及提供诊疗支持的后勤部门，明确值班岗位职责并保证常态运行。

2. 实行医院总值班制度，在医院总值班外，单独设置医疗总值班，由临床各科室医疗组长及以上的医师担任。医院总值班由医院办公室负责每月排班并通知各值班人员，参与总值班的人需接受相应的培训并经考核合格后方可上岗。

3. 医师值班制度。

（1）各科室实行二十四小时医师值班制，各科室值班 / 排班工作由科主任 / 护士长负责，并形成值班排班记录。科室排班可以周安排，也可以月安排。值班人员一经确认，无特殊情况、未经许可不准个人私自换班。

（2）值班医师必须是取得医师资格证书并已在我院进行执业注册登记的医师。住院及以上职称医师可以担任一线值班，高年资主治（3年及以上）以上职称承担二线值班，副高以上职称医师或主任承担三线值班。未取得医师资格证并在我院注册的医师、进修医师及实习期医师不得独立值班不得独立从事临床诊疗工作。值班期间所有的诊疗活动必须及时记入病历。

（3）原则上要求 1. 二线值班医师必须在岗，三线医师实行听班制，值班人员不得擅自离岗，各级值班人员应当确保通讯畅通，相关科室值班人员接到急会诊通知后在 10 分钟内到岗。

（4）一线医师值班期间如有急诊抢救、会诊等需要离开病区时，必须向二线医师及值班护士说明去向以保证联络通畅，一线医师离开病区时，其值班工作由二线医师承担。

（5）一线医师值班期间负责本科室新入院病人、在院病人的诊治，遇危重或疑难病人的处置，必须及时采取必要的急救措施、及时报告上级医师，并在其指导下进行救治。

（6）二线医师值班期间，负责本科室疑难危重病人的救治及指导一线医师进行临床诊疗工作、如遇疑难复杂的问题应向及时向三线医师报告。

（7）三线医师值班期间负责指导危重、疑难病例的救治（包括手术）工作。

4.交接班制度。

（1）所有值班医师交接班应严格做到"三交班"（书面、口头、床旁），接班者（含一、二线值班医生）未到时，交班者不得离岗。交接班内容应当专册记录，并由交班人员和接班人员共同签字确认。

（2）每天科室进行集体早交班，全体在班医护人员必须参加。一线值班医师对危重病人、新入院病人、值班期间发生的问题等应做好病情和处理记录并记入值班记录本上，对值班期间的上述情况做重点、简要报告。二线值班医师做及时补充。科主任根据交接班情况，予以点评和布置工作。

（3）必须进行床边交班的患者：一级护理病人、危重病人或有特殊情况的病人、四级手术患者手术当日必须进行床边交班，医护最好同时进行，交接班记录内容包括：患者姓名、住院号、疾病诊断目前病情情况及辅助检查情况、可能出现病情变化情况及接下来的诊疗计划。

（4）术后病人交接班记录内容至少包括：床位、姓名、住院号、疾病诊断、手术名称、目前病情应注意观察可能出现的病情变化及诊疗计划。

（5）新入院病人交班记录内容至少包括：床位、姓名、住院号、主诉、疾病诊断目前病情、应注意观察可能出现的病情变化及诊疗计划。

（6）死亡病例要对死亡患者的抢救、死亡原因及死亡诊断等抢救简要过程应及时记录到交接班记录本中。

（三）监管与评价

各级医师要严格按照排班表轮流值班。如确有特殊情况需要调换值班者，调换双方必须协调清楚，并报科主任同意后方可换班，同时向医务部做好备案。

科室应对该项核心制度给予自查，院将不定期进行监督检查，检查情况进院内通报，同时纳入科室及个人考核。

## 十一、分级护理制度

1. 患者在住院期间，医护人员根据患者病情和生活自理能力，确定及实施不同级别的护理，并根据患者的情况变化进行动态调整。

2. 分级护理分为四个级别：特级护理、一级护理、二级护理和三级护理，并有统一标志。

3. 分级护理要点参照《综合医院分级护理指导原则（试行）》（卫医政发〔2009〕49号）与中华人民共和国卫生行业标准——《护理分级标准（2023版）》（WS/T431—2023）执行。

4. 患者一览表和床头卡上有分级护理标志，标志与护理级别吻合，根据医嘱及时更改。

5. 护士应当遵守临床护理技术规范和疾病护理常规，并根据患者的护理级别和医师制订的诊疗计划，按照护理程序开展护理工作。

6. 护士实施的护理工作。

（1）密切观察患者的生命体征和病情变化；

（2）正确实施治疗、给药及护理措施，并观察了解患者的反应；

（3）根据患者病情和生活自理能力提供照顾和帮助；

（4）提供护理相关的健康指导。

（一）特级护理

1. 病情依据。

（1）病情危重、随时需要抢救和监护的病人。

（2）病情复杂的大手术或新开展的大手术，如脏器移植等。

（3）各种严重外伤、大面积烧伤。

2. 护理要求。

（1）严密观察患者病情变化，监测生命体征。

（2）根据医嘱，正确实施治疗、给药措施。

（3）根据医嘱，准确测量出入量。

（4）根据患者病情，正确实施基础护理和专科护理，如口腔护理、压疮护理、气道护理及管路护理等，实施安全措施。

（5）保持患者的舒适和功能体位。

（6）实施床旁交接。

（二）一级护理

1. 病情依据。

（1）重病、病危、各种大手术后及需要绝对卧床休息、生活不能自理者。

（2）各种内出血或外伤、高烧、昏迷、肝肾功能衰竭、休克及极度衰弱者。

（3）瘫痪、惊厥、子痫、早产婴、癌症治疗期。

2. 护理要求。

（1）每小时巡视患者，观察患者病情变化。

（2）根据患者病情，测量生命体征。

（3）根据医嘱，正确实施治疗、给药措施。

（4）根据患者病情，正确实施基础护理和专科护理，如口腔护理、压疮护理、气道护理及管路护理等，实施安全措施。

（5）提供护理相关的健康指导。

（三）二级护理

1. 病情依据。

（1）病重期急性症状消失，特殊复杂手术及大手术后病情稳定及行骨牵引，卧石膏床仍需卧床休息，生活不能自理者。

（2）年老体弱或慢性病不宜过多活动者。

（3）一般手术后或轻型先兆子痫等。

2. 护理要求。

（1）每2小时巡视患者，观察患者病情变化。

（2）根据患者病情，测量生命体征。

（3）根据医嘱，正确实施治疗、给药措施。

（4）根据患者病情，正确实施护理措施和安全措施。

（5）提供护理相关的健康指导。

（四）三级护理

1. 病情依据。

（1）轻症、一般慢性病、手术前检查准备阶段、正常孕妇等。

（2）各种疾病术后恢复期或即将出院的病人。

（3）可以下床活动，生活可以自理。

2. 护理要求。

（1）每3小时巡视患者，观察患者病情变化，

（2）根据患者病情，测量生命体征。

（3）根据医嘱，正确实施治疗、给药措施。

（4）提供护理相关的健康指导。

## 十二、查对制度

（一）医嘱查对制度

1. 医嘱输入电脑后应做到每班核对，输入者、核对者签全名。

2. 临时医嘱记录执行时间，签全名。

3. 有疑问医嘱必须问清楚后方可执行。

4.抢救患者时，医生下达口头医嘱必须复诵一遍，待医生认为无误后方可执行，保留用过安瓿瓶，经两人核对后再弃去。

5.整理医嘱后需经第二人核对。

6.护士每日总查对全医嘱一次，护士长和主班护士每周总查对一次。

（二）操作查对制度

1.严格执行"三查八对"、"一注意"：

三查：服药、注射及各种治疗执行前、中、后各查对一次。

八对：对床号、姓名、药名、剂量、浓度、时间、用法、药品有效期。

一注意：注意用药后反应。

2.操作前严格查对药品质量，名称、标签是否清楚，有无变质、过期。

3.严格执行操作规程。

4.药品备好后，须由两人核对后使用。

5.使用易过敏药物前，详细询问过敏史，多种药物同时使用时，注意配伍禁忌。

6.使用毒、麻药品应两人核对，用后保留安瓿瓶，以备查对，并做好记录。

7.使用溶媒时，瓶签上要注明开瓶日期和时间，超过 24 小时后不再使用。

8.严格按医嘱时间给药。

9.药品备好后，必须有两人核对后方可使用。

（三）输血查对制度

1.严格执行"三查八对"。

三查：查血液有效期；查血液质量（有无溶血或血凝块）；查输血装置是否完整，是否在有效期内。

八对：对患者床号、姓名、住院号、血型、血袋号、血量、血品种、交叉配血单（包括献血员名字）。

2. 输血前须经二人核对无误后方可输入，并在输血单上双签名。输血中加强巡视，观察患者有无输血反应。

3. 输血完毕后，应保留血袋24小时，以备必要时送检。

4. 输血时出现反应的血袋及输血器应给予保留，并及时通知有关部门鉴定。

（四）手术查对制度

1. 接手术患者"三查"：接患者护士一查、洗手护士二查、巡回护士三查。根据手术通知单查对接手术患者病历：查病区、床号、姓名、年龄、手术名称及规定手术时间，术前用药、药物过敏试验结果、配血报告等；凡人体对称器官或组织，应在手术单上注明何侧，摆放体位的必须和手术医师查对后一起摆放。

2. 术前物品准备"三查"：一查无菌包消毒日期、灭菌指示标志；二查手术器械、氧气是否齐全；三查电源是否通畅。

3. 术中用药"三查"：用药前一查药物质量、数量；给药时与麻醉医师二查：患者姓名、性别、手术名称、手术部位、麻醉方法、麻醉用药；用药后三查用过的空安瓿瓶，安瓿瓶留下以备核对等手术完毕方可弃去。

4. 输液"三查"：摆液体时一查、输液前二查、输液后三查。

5. 输血时"三查"：取血时一查、输血前二查、输血后三查。并与护士长或高年资护师一起进行"三查八对"。输血前，由麻醉医师和巡回护士各查对一次，并在手术室护理记录单上签名。输血后，应密切观察输血反应。

6. 器械、敷料清点"四查"：开体前一查、关体前二查、关体腔后三查、手术结束四查。凡开颅、开胸、深部及空腔脏器手术时，均由洗手护士、巡回护士、第一助手认真清点手术用物三遍，包括器械、纱布、缝针、刀片等。在关闭体腔前再次清点，并记录。手术结束后进行第四次清点。

（五）饮食查对制度

1. 每日查对医嘱后，按饮食单核对患者床前饮食卡，查对姓名、床号及饮食种类。

2. 发饮食牌前查对饮食单与饮食种类是否相符。

3. 开饭时，在病号床前再查对一次。

## 十三、医疗质量（安全）不良事件管理制度

（一）医疗质量（安全）不良事件定义

医疗质量（安全）不良事件是指在临床诊疗活动中以及医院运行过程中，任何可能影响病人的诊疗结果、增加病人的痛苦和负担并可能引发医疗纠纷或医疗事故，以及影响医疗工作的正常运行和医务人员人身安全的因素和事件。

（二）医疗质量（安全）不良事件类别

医疗质量（安全）不良事件类别如表 1-1：

表 3-1　医疗质量（安全）不良事件类别

| 组别 | 事件类型 |
|---|---|
| 护理相关 | 跌倒事件、坠床事件、压力性损伤事件、非计划拔管事件输液反应事件、烧伤/烫伤事件、护理差错事件、病人自杀/自伤事件、病人逃走事件、消毒供应事件、其他护理事件 |
| 医疗相关 | 手术事件、麻醉事件、诊疗相关事件医德医风相关、病案管理相关、院内非预期心跳停止事件、医嘱或处方错误、用血安全 |
| 药物相关 | 近似给药错误、给药错误、药物储存相关、药品不良反应 |
| 设备相关 | 医疗器械报告 |
| 院感相关 | 感染聚集、职业暴露、医疗废物泄露 |
| 输血相关 | 输血不良反应 |
| 医技相关 | 检查事件、病理切片事件、检验事件 |
| 安保后勤 | 公共意外事件、治安伤害事件、后勤相关事件 |
| 信息相关 | 信息相关事件 |
| 其他 | 费用事件、窗口服务事件、病人的特殊病情报告、非上列之异常事件 |

（三）医疗质量（安全）不良事件分级分类标准

医疗质量（安全）不良事件分级分类标准如表1-2：

表3-2　医疗质量（安全）不良事件严重程度分级表

| 严重程度分类 | 给患者造成损害的程度 |
|---|---|
| IV类事件(隐患事件)：未发生不良事件 | A级：环境或条件可能引发不良事件 |
| III类事件(无后果事件)：发生不良事件，但未造成患者伤害 | B级：不良事件发生但未累及患者<br>C级：不良事件累及患者但没有造成伤害<br>D级：不良事件累及患者，需进行监测以确保患者不被伤害，或需通干预阻止伤害发生 |
| II类事件(有后果事件)：发生不良事件，且造成患者伤害 | E级：不良事件造成患者暂时性伤害并需进行治疗或干预<br>F级：不良事件造成患者暂时性伤害并需住院或延长住院时间<br>G级：不良事件造成患者永久性伤害<br>H级：不良事件发生并导致患者需要治疗挽救生命 |
| I类事件(警告事件)：发生不良事件，造成患者死亡 | I级：不良事件发生导致患者死亡 |

（四）上报原则

医疗质量（安全）不良事件实行"可疑即报"的原则，凡在医院内发生的或在院外转运患者时发生的医疗、护理、药剂、输血、院感、医技、设施、器械设备、安保后勤、服务质量等医疗质量（安全）不良事件均属于上报的范畴。

1. 医疗质量（安全）不良事件属于强制性报告范畴，I、II级不良事件上报人须详细填写事件发生的时间、地点、过程、采取的措施及可能的原因分析、改进措施等内容。要求全院各临床、医技及职能部门主动、无责、及时、合理上报医疗质量（安全）不良事件，做到不良事件的早预防、早报告、早处理，及时 消除隐患、降低损失。

2. 各临床科室每月上报医疗质量（安全）不良事件例数不 低于当月出院人次的 1.5%。

（五）上报流程

责任人员或值班人员在发生或发现I、II级严重不良事件或情况紧急事件时，应立即向所在科室负责人报告，科室负责人应及时向相应职能部门报告。然后上报人于 24 小时内填写《医疗质量（安全）不良事件报告表》，通过网络直报的方式上报到相应的职能部门。Ⅲ、Ⅳ级不良事件报告人应在 48 小时内填报《医疗质量（安全）不良事件报告表》，并提交相应的职能部门。

（六）职责分工

医疗质量（安全）不良事件上报管理实行由医务部牵头负责，联合护理部、感染管理科、药学部、设备物资科、安全保卫科、总务科、后勤保障等相关职能部门和临床医技科室共同参与的管理体系。

1. 各职能部门：

（1）对于 Ⅰ、Ⅱ级不良事件，相关职能部门接到报告后立即进行协调处理，必要时向分管院领导汇报，并调查分析事件发生的原因、影响因素及管理等各个环节存在问题，制定整改措施，督促相关科室限期整改，及时消除不良事件造成的影响。

（2）负责对 Ⅰ、Ⅱ级不良事件或者一定时期内发生率较高的 Ⅲ、Ⅳ级不良事件进行整理分析，提出系统改进措施，在一定范围内开展相关警示教育及风险防范培训，减少或避免类似事件再次发生。

（3）各职能部门对相关科室所上报的医疗质量（安全）不良事件进行核查、监管，并将结果汇总后反馈至医务部，医疗相关的部分由医务部进行核查、监管、分析、反馈。

2. 相关科室和医务人员：

（1）识别并主动报告各类医疗质量（安全）不良事件。

（2）定期对不良事件进行汇总，对于 Ⅰ、Ⅱ级不良事件，及时召开不良事件分析会，分析原因提出改进措施。对于 Ⅲ、Ⅳ级不良事件，则进行实时监测并定期对发生率较高的事件进行原因分析并进行针对性整改。

（七）奖罚机制

1. 对主动、及时上报不良事件的人员，每上报 1 例将按规定给予上报人 30 元的奖励（药物不良反应事件每上报 1 例将给予上报人 50 元的奖励）。

2. 对于瞒报、漏报、谎报、缓报不良事件，一经查实，将根据事件具体情况给予当事科室和个人相应的处罚，如下：

（1）I、II级不良事件，24小时内未上报的科室每例扣200元。

（2）III、IV级不良事件，48小时内未上报的科室每例扣100元。

3. 完成上报比例的科室，根据绩效考核方案进行考核。

## 十四、信息安全管理制度

（一）计算机安全管理

1. 医院计算机操作人员必须按照计算机正确的使用方法操作计算机系统。严禁暴力使用计算机或蓄意破坏计算机软硬件。

2. 未经许可，不得擅自拆装计算机硬件系统，若需拆装，则通知信息科技术人员进行。

3. 计算机的软件安装和卸载工作必须由信息科技术人员进行。

4. 计算机的使用必须由其合法授权者使用，未经授权不得使用。

5. 医院计算机仅限于医院内部工作使用，原则上不许接入互联网。因工作需要接入互联网的，需书面向医务科提出申请，经签字批准后交信息科负责接入。接入互联网的计算机必须安装正版的反病毒软件。并保证反病毒软件实时升级。

6. 医院任何科室如发现或怀疑有计算机病毒侵入，应立即断开网络，同时通知信息科技术人员负责处理。信息科应采取措施清除，并向主管院领导报告备案。

7. 医院计算机内不得安装游戏、即时通讯等与工作无关的软件，尽量不在院内计算机上使用来历不明的移动存储工具。

（二）网络使用人员行为规范

1. 不得在医院网络中制作、复制、查阅和传播国家法律、法规所禁止的信息。

2. 不得在医院网络中进行国家相关法律法规所禁止的活动。

3. 未经允许，不得擅自修改计算机中与网络有关的设置。

4. 未经允许，不得私自添加、删除与医院网络有关的软件。

5. 未经允许，不得进入医院网络或者使用医院网络资源。

6. 未经允许，不得对医院网络功能进行删除、修改或者增加。

7. 未经允许，不得对医院网络中存储、处理或者传输的数据和应用程序进行删除、修改或者增加。

8. 不得故意制作、传播计算机病毒等破坏性程序。

9. 不得进行其他危害医院网络安全及正常运行的活动。

（三）网络硬件的管理

网络硬件包括服务器、路由器、交换机、通信线路、不间断供电设备、机柜、配线架、信息点模块等提供网络服务的设施及设备。

1. 各职能部门、各科室应妥善保管安置在本部门的网络设备、设施及通信。

2. 不得破坏网络设备、设施及通信线路。由于事故原因造成的网络连接中断的，应根据其情节轻重予以处罚或赔偿。

3. 未经允许，不得中断网络设备及设施的供电线路。因生产原因必须停电的，应提前通知网络管理人员。

4. 不得擅自挪动、转移、增加、安装、拆卸网络设施及设备。特殊情况应提前通知网络管理人员，在得到允许后方可实施。

（四）软件及信息安全

1. 计算机及外设所配软件及驱动程序交网络管理人员保管，以便统一维护和管理。

2. 管理系统软件由网络管理人员按使用范围进行安装，其他任何人不得安装、复制、传播此类软件。

3. 网络资源及网络信息的使用权限由网络管理人员按医院的有关规定予以分配，任何人不得擅自超越权限使用网络资源及网络信息。

4. 网络的使用人员应妥善保管各自的密码及身份认证文件，不得将密码及身份认证文件交予别人使用。

5. 任何人不得将含有医院信息的计算机或各种存储介质交予无关人员。更不得利用医院数据信息获取不正当利益。

## 十五、病历书写管理规定

（一）病历书写的一般要求

1. 病历书写要认真执行卫生部和国家中医药管理局制定的《病历书写基本规范（试行）》，应当客观、真实、准确、及时、完整。

2. 病历书写应当使用蓝黑墨水、碳素墨水，需复写的病历资料可以使用蓝或黑色油水的圆珠笔。力求文字工整，字迹清晰，表述准确，语句通顺，标点正确。

3. 各种症状、体征均须应用医学术语，不得使用俗语。

4. 病历书写应当使用中文，通用的外文缩写和无正式中文译名的症状、体征、疾病名称等可以使用外文。中医术语的使用依照有关标准、规范执行。诊断、手术应按照疾病和手术分类等名称填写。

5. 度量衡均用法定计量单位，书写时一律采用国际符号。一律采用中华人民共和国法定计量单位，如米（m）、厘米（cm）、升（L）、毫升（ml）、千克（kg）、克（g）、毫克（mg）等书写。

6. 病历书写一律使用阿拉伯数字书写日期和时间，采用 24 小时制记录。

7. 病历的每页均应填写病人姓名、住院号和页码。各种检查单、记录单均应清楚填写姓名、性别、住院号及日期。

8. 因抢救急危患者，未能及时书写病历的，有关医务人员应当在抢救结束后 6 小时内据实补记，并加以注明。

9. 对按照有关规定需取得患者书面同意方可进行的医疗活动（如特殊检查、特殊治疗、手术、输血、自费药的使用及实验性临床医疗等），应当由患者本人签署同意书。患者不具备完全民事行为能力时，应当由其法定代理人签字；患者因无法签字时，应当由其近亲属签字，没有近亲属的，由其关系人签字；为抢救患者，在法定代理人或近亲属、关系人无法及时签字的情况下，可由医疗机构负责人或者被授权负责人签字。因实施保护性医疗措施不宜向患者说明情况的，应当将有关情况通知患者近亲属，由患者近亲属签署同意书，并及时记录。患者无近亲属的或者患者近亲属无法签署同意书的，由患者的法定代理人或者关系人签署同意书。

10. 按规定真实、客观地完成患者评估制度相关内容。

（二）门诊病历书写要求

1. 门诊病人一律建立门诊病历，患者保管。

2. 病历应使用蓝色（黑色）钢笔、圆珠笔书写。

3. 病历一律用中文填写，力求通顺、准确、简练、完整，字迹清晰工整、不潦草，重要字段不得有涂改。

4. 医师签字要签全名。

5. 初诊病历书写要求：

（1）认真逐项书写首次病历，不可漏项；

（2）有就诊日期；

（3）有患者主诉、病史、查体；

（4）有检查、初步诊断、处置；

（5）有医师签名。

6. 复诊病历书写要求：

（1）有就诊日期；

（2）有患者治疗后自觉症状的主诉（简明扼要、重点突出）、治疗效果、重要检查结果；

（3）有病情变化后的查体；有初诊阳性体征的复查；

（4）有处置、复诊时间；

（5）有医师签名。

7. 有药物过敏史者，应在门诊病历首页注明过敏药物名称。

8. 病历中详细记录治疗方案，应有药名、剂量、用法、数量。

9. 开具诊断证明、休假证明和重要病情交代，病历中要有记录。

10. 诊断书写要规范，待查病例要有印象诊断，不能确诊的病例要有鉴别诊断，跨科开药要有相应的疾病诊断。

（三）急诊病历书写要求

原则上与门诊病历相同，但应突出以下几点：

1. 急诊病历书写就诊时间应当具体到分钟。

2. 必须记录体温、脉搏、呼吸和血压等有关生命体征。

3. 危重疑难的病历应体现首诊负责制，应记录有关专业医师的会诊或转接等内容。

4. 抢救危重患者时，应当书写抢救记录。对需要即刻抢救的患者，应先抢救后补写病历，或边抢救边观察记录，以不延误抢救为前提。

（四）住院病历书写要求

1. 书写时间和审阅要求：

（1）新入院患者由见习医师、住院医师或值班医师在 24 小时内完成住院病历（或表格病历）。患者因同一种疾病再次或多次入住本院，应写再次或多次入院记录，要求及特点按《病历书写基本规范（试行）》的规定。

（2）对入院不足 24 小时即出院的患者，可只书写 24 小时入出院记录。记录应详细记录主诉、入院时情况、查体、入院诊断、诊治经过、出院的理由以及患者或家属的签字；入院时间超过 8 小时的应书写首次病程记录；24 小时入出院记录应于患者出院后 24 小时内完成。

（3）入院不足 24 小时死亡的患者，可只书写 24 小时入院死亡记录，必须详细记录主诉、入院时情况、查体、入院诊断、抢救经过、死亡时间、死亡原因、死亡诊断，24 小时入院死亡记录应于患者死亡后 24 小时内完成。

（4）急症和危重患者入院后，值班医师要及时书写首次病程记录，在不妨碍抢救的前提下，尽快完成住院病历。

（5）实习医师或进修医师等（未取得注册执业资格的医师）书写的病历，必须由取得注册执业资格的住院医师修改、补充以及审阅签字。

病区无住院医师时，则由主治医师负责修改、补充和审阅签字。上级医师修改过多或书写不合格者应重写。病历书写完毕其真实性必须由患者或家属签字确认。

（6）住院时间过长的患者，每月应写一次阶段小结。阶段小结原则上由住院医师按有关格式书写，主治医师负责审阅签字。交（接）班记录、转科记录可代替阶段小结。主治医师按《住院时间超过 30 天的患者管理与评价制度》要求完成相关表格填写。

（7）医师变更时，由交班医师在交班前完成交班记录；接班后，由接班医师及时完成接班记录。

（8）患者转科时，由转出病区医师及时书写转科记录，接收病区医师于患者转入后 24 小时内完成接收记录。转科患者属危重患者，应及时完成接收记录。书写文件必须符合我院转院转科规定。

2. 病程记录书写要求：

（1）首次病程记录由本院注册执业医师书写，在病人入院 8 小时内完成。书写内容包括病例特点、诊断依据及必要的鉴别诊断以及诊疗意见等。

（2）日常病程记录由实习医师、进修医师或住院医师书写；书写时首先书写"病程记录"为标题，另起一行标明记录日期，再另起一行记录具体内容。对病危、病重患者应根据病情变化随时记录，每天至少 2 次。

（3）日常病程记录内容包括：

①上级医师对诊断和鉴别诊断的分析，当前诊治措施、疗效的分析以及下一步诊疗意见。

②患者病情发展或变化（主要症状和体征的判定，处理情况及治疗效果）。

③与治疗和预后有关重要化验结果和特检报告，应有确切的记录。

④重要治疗的名称、方法、疗效及反应和重要医嘱的修改及理由。

⑤凡待诊、诊断不明确或原诊断需修正时，应及时进行修正并记录

修正诊断的依据和理由。

⑥胸腔穿刺、腹腔穿刺、骨髓穿刺、腰椎穿刺、心包穿刺、肾穿刺和床旁静脉切开等各种有创诊疗操作经过均按统一格式记录书写。术前一定要有告知同意书。

⑦胃镜、纤支镜、胆道镜、直肠镜、膀胱镜等重要操作后，均应有术后情况记录。术前一定要有患者同意书。

⑧患者以及其委托人（代理人）拒绝治疗或检查，应有相关的记录，并说明拒绝的理由以及患者或其委托人（代理人）的签字。

⑨患者死亡后，其委托人（代理人）签署死亡通知书后是否同意尸解，应有相关记录。

⑩与患者委托人（代理人）沟通的主要内容以及对其交代的特殊事项应有记录；手术患者应有与患者或其委托人谈话主要内容的记录。

⑪手术患者术中改变麻醉方式、手术方式和临时决定摘除器官应有委托代理人同意的记录和签字。

⑫输血病人输血当天要有病程记录，记录病员有无输血反应。

⑬患者出院当日应有记录，重点记录患者出院时的情况。自动出院者，应记录注明，并有患者或其代理人（委托人）的签名。

（4）新入院患者 48 小时内，主治医师应进行首次查房。急诊危重入院病人，24 小时内应有副主任医师以上人员或科主任的查房记录。首次查房记录重点记录主治医师对病史、查体的补充以及诊断的分析依据和治疗用药的依据，凡记录上级医师查房内容时，均应注明查房医师的全名及职称，若系（副）主任医师代理主治医师查房的要有注明。

（5）上级医师查房后 1～2 天内，应检查审阅查房记录是否完整、准确并签字。

（6）住院期间需他科医师协助诊治时，按会诊制度规定进行会诊，同时，分别由申请医师和会诊医师书写申请会诊记录和会诊记录。

（7）患者入院时间大于一周未确诊时，应组织全科讨论。入院诊断为待查、患者入院时间大于两周未确诊时，应组织多科多专业讨论。大查房和多科会诊时，由主管医师按统一书写格式要求书写大查房记录和多科会诊记录。在科室危重疑难病人讨论记录本中记录每个发言医师的分析。病历记录中，一律不记录每个发言医师的分析，而只记录较统一的总结性诊断和诊疗措施意见。

（8）凡危重、急症患者的病程记录中，必须有三级医师的查房记录。记录时，应写出查房医师的全名和相应职称。

（9）危重患者抢救记录必须反映出整个抢救过程，包括：上级医师的指示、抢救治疗使用的药物、抢救措施、患者病情的转归以及参加抢救人员的姓名和职称等。

（10）在实施保护性医疗措施时，经治医师按有关法律法规征询患者委托代理人意见后，决定是否告知患者本人。其决定意见应当及时记录，并有患方委托代理人签名认可。

3. 专项记录书写要求：

（1）手术患者的病历必须书写术前小结；患者病情较重、难度较大的中型以上手术应书写术前讨论，术前讨论由中级职称以上的医师主持，内容包括术前准备情况、手术指征、手术方案、可能出现的意外及防范措施、参加讨论者的专业技术职务、讨论日期；急诊手术患者可只写术前小结，但必须有中级职称以上医师查看患者的分析、诊断以及需施行手术治疗指示的记录。

（2）外科手术患者均由麻醉医师填写表格式麻醉记录。

（3）在术后 24 小时内，手术医师必须完成手术记录，同时应有主刀医师的签名。

（4）患者死亡后，由经治医师在 24 小时内，按统一格式填写死亡记录，并在一周内完成死亡讨论和死亡讨论记录。

（5）患者出院后，经治医师应在 24 小时内完成书写出院记录。

（6）病历首页应按《卫生部关于修订下发住院病历首页的通知》的要求认真填写。首页的入院诊断以患者入院第一次主治医师查房诊断意见为准。

（7）病历首页疾病的治愈、好转判定标准，一律按照卫生部《病种质量评定标准》填写，危重患者抢救成功标准按照《急症抢救标准和抢救成功标准》。

4.中医、中西医结合病历。应包括中医、中西医结合诊断和治疗内容。

5.医患合同书写要求：

（1）特殊检查、特殊治疗、手术、实验性临床医疗等，应由患者本人签署同意书，患者不具备完全民事能力行为时，应当由其法定代理人签字。

（2）在签署各种医患合同时，经治医师应向患者、患者法定代理人或委托人告知并以"分级手术变更申请表"上报医务部签署该种医患合同的目的、内容以及可能出现的风险，并就这些问题与患方进行沟通。

（3）各种医患合同中，凡需患者填写的内容必须由患者签署；需其法定代理人或委托人填写的，则由其法定代理人或委托人签署。

（4）具备完全民事行为能力的患者，因文化水平低不能完成签署者，可由他人代写，但患者必须用右手食指在其名字处按红色印记。

（5）不具备完全民事行为能力的患者，则由其法定代理人或近亲属签署有关医患合同。

（6）患方拒绝签署医患合同时，医务人员应在当天病程记录中，如实记录拒签时间、合同名称及其理由。

（7）各种医患合同中各项内容，必须填写完整、准确。

6.检验和检查报告单书写要求：

（1）各种检验和检查报告单的内容包括受检人的姓名、性别、年龄、病室、床号、住院号、检查项目名称、检验结果、报告日期以及报告单编号。

（2）报告项目应与送检或申请检查项目一致。

（3）检验报告单要填写具体的量化或定性数据或数值，同时应有正常范围参考。

（4）检验报告单需有报告人签名外，还应有审核人签名或印章。

（5）各种报告单字迹要清楚，字句通顺，书写无涂改。

（6）影像学和病理学报告结果如证据不足，原则上不报告疾病诊断，但影像和组织细胞形态学具有特异性者除外。

（7）所有检查资料和报告结果应有存档，并妥善保存。

（8）进修医师、见习医师不能单独出报告，其签署报告结果必须有本院执业医师的复核签字。

（9）凡计算机打印的各种报告单，必须有报告人亲笔签字。

## 十六、手术分级管理制度

1.根据国务院《医疗机构管理条例》和卫生部《医院分级管理办法》要求，根据医院功能制度手术分级管理制度。

2.各科室要认真组织全科人员进行讨论，根据科室各级人员技术情况，科学界定各级人员手术范围。

3.科室根据科内人员晋升及个人技术水平提高状况，定期申报调整其手术范围申请，由院学术委员会组织专家评议后确认。所称"手术范围"，系指卫生行政部门核准的诊疗科目内开展的手术。

4.科室应严格监督落实《各级医师手术范围》要求，任何科室和个人不得擅自开展超出相应范围的手术治疗活动。

5.若遇特殊情况（例如：急诊、病情不允许、危及生命等），医师可超范围开展与其职、级不相称的手术，但应及时报请上级医师，给予指导或协助诊治。

手术分级管理办法：根据国务院《医疗机构管理条例》和卫生部《医院分级管理办法》及《医疗技术准入管理制度》相关要求，结合医院实际情况制定。

（一）手术分类

手术及有创操作分级：手术指各种开放性手术、腔镜手术及麻醉方法（以下统称手术）。依据其技术难度、复杂性和风险度，将手术分为四级：一级手术：技术难度较低、手术过程简单、风险度较小的各种手术。二级手术：技术难度一般、手术过程不复杂、风险度中等的各种手术。三级手术：技术难度较大、手术过程较复杂、风险度较大的各种手术。四级手术：技术难度大、手术过程复杂、风险度大的各种手术。

（二）手术医师级别

依据其卫生技术资格、受聘技术职务及从事相应技术岗位工作的年限等，规定手术医师的级别。所有手术医师均应依法取得执业医师资格。

1. 住院医师：

（1）低年资住院医师：从事住院医师岗位工作 3 年以内，或获得硕士学位、曾从事住院医师岗位工作 2 年以内者。

（2）高年资历住院医师：从事住院医师岗位工作 3 年以上，或获得硕士学位、取得执业医师资格、并曾从事住院医师岗位工作 2 年以上者。

2. 主治医师：

（1）低年资主治医师：从事主治医师岗位工作 3 年以内，或获得临床博士学位、从事主治医师岗位工作 2 年以内者。

（2）高年资主治医师：从事主治医师岗位工作 3 年以上，或获得临床博士学位、从事主治医师岗位工作 2 年以上者。

3. 副主任医师：

（1）低年资副主任医师：从事副主任医师岗位工作 3 年以内，或有博士后学历、从事副主任医师岗位工作 2 年以上者。

（2）高年资副主任医师：从事副主任医师岗位工作 3 年以上者。

4. 主任医师：受聘主任医师岗位工作者。

（三）各级医师手术权限

1. 低年资住院医师：在高年资住院医师或上级医师指导下，可主持一级手术。

2. 高年资住院医师：在熟练掌握一级手术的基础上，在上级医师临场指导下可逐步开展二级手术。

3. 低年资主治医师：可主持二级手术，在上级医师临场指导下，逐步开展三级手术。

4.高年资主治医师：可主持三级手术。

5.低年资副主任医师：可主持三级手术，在上级医师临场指导下，逐步开展四级手术。

6.高年资副主任医师：可主持四级手术，在上级医师临场指导下或根据实际情况可主持新技术、新项目手术及科研项目手术。

7.主任医师：可主持四级手术以及一般新技术、新项目手术或经主管部门批准的高风险科研项目手术。

8.对资格准入手术，除必须符合上述规定外，手术主持人还必须是已获得相应的专项手术准入资格者。

9.考虑到我院人才梯队建设和后备力量培养问题，高年资医师（取得现有职称 3 年以上）可在上级医师的指导下完成高一类手术。对无主任医师的专业，医院将根据副主任医师技术水平状况，选择一位可以完成主任医师手术范围的副主任医师承担主任医师工作，若选择不出，不可超范围开展此类手术。

（四）手术审批程序

1.手术科室主任必须由主任医师或副主任医师担任，医疗组组长由主治医师职称以上医师担任，医疗组组长按医师级别确定组内每例手术的术者和助手名单。需要全科会诊的，至少提前 1 天交科主任组织全科会诊并审批。

2.科主任审批全科各医疗组每例手术的术者和助手名单，确保医师级别与手术分类相对应，签字生效。原则上，不批准越级手术。特殊情况下可以批准，但必须保证有上级医师在场指导。

3.患者选择医生时应以医疗组为单位，执行医师分级手术制度为前提。

（五）手术审批权限

手术审批权限是指对拟施行的不同级别手术以及不同情况、不同类别手术的审批权限。我院施行手写通知单报送，科主任必须审核通过后签字方可报送。

　　一级手术：科主任审批，住院医师职称以上医师报手术通知单。二级手术：科主任审批，住院医师职称以上医师报手术通知单。三级手术：科主任审批，由主治医师职称以上医师报手术通知单。四级手术：科主任审批，由主治医师职称以上医师报手术通知单。

　　（六）特殊手术审批权限

　　1. 资格准入手术。

　　资格准入手术是指按市级或市级以上卫生行政主管部门的规定，需要专项手术资格认证或授权的手术。由市级或市级以上卫生行政主管部门或其认可的专业学术机构向医院以及手术医师颁发专项手术资格准入证书或授权证明。已取得相应类别手术资格准入的手术医师才具有主持资格准入手术的权限。

　　2. 高度风险手术。

　　高度风险手术是指手术科室科主任认定的存在高度风险的任何级别的手术。须经科内讨论，科主任签字同意后，上报医务部，按照相关制度要求，由医务科负责人决定组织院内多学科专家小组会诊后提交业务副院长审批，获准后，手术科室科主任负责安排手术。

　　3. 急诊手术。

　　预期手术的级别在值班医生手术权限级别内时，可施行手术。若属高风险手术或预期手术超出自己手术权限级别时，应紧急报告医疗组组长审批，必要时向科主任上报。但在需紧急抢救生命的情况下，在上级医师暂时不能到场主持手术期间，值班医生在不违背上级医生口头指示的前提下，有权、也必须按具体情况主持其认为合理的抢救手术，不得延误抢救时机。

　　4. 新技术、新项目、科研手术：

　　（1）一般的新技术、新项目手术及重大手术、致残手术须经科内讨论，科主任在已填写的各种特殊手术审批单上签署同意意见后，上报医务科，由医务科备案并审批。

　　（2）高风险的新技术、新项目、科研手术由医院上报省卫生厅审批。

必要时由省卫生厅委托指定的学术团体论证、并经专家委员会评审同意后方能在医院实施。

5.需要向医务科报告或审批的手术：

（1）该学科新开展或高难度的重大手术。

（2）邀请院外、国内相关专家参加的手术。

（3）预知预后不良或危险性很大的手术。

（4）可能引起医疗纠纷的手术或存在医疗纠纷的再次手术。

（5）干部病人（省、市、校领导，省内外知名人士）的手术。

（6）可能导致毁容或致残的手术。

以上手术，须经科内讨论，科主任签字同意后报医务科备案，手术科室科主任负责审批。

6.外出会诊手术。

本院执业医师受邀请到外单位或外地手术，必须按《中华人民共和国执业医师法》、《医师外出会诊管理暂行规定卫生部令第42号》的要求办理相关审批手续。外出手术医师所主持的手术不得超出其在本细则规定的相应手术级别。

（七）行政管理

1.为了确保医疗安全，根据医师职称承担的责任，实行各级医师分级手术制度。各手术科室应执行各级医师手术范围的规定，医疗组组长或科室主任根据规定审批参加手术的术者和助手名单。手术医师在提升手术级别时，必须由科主任及医疗组组长实行具体考核，并以《分级手术变更申请表》上报医务部，经学术委员会专家审核讨论，主管院长审批后，签字盖章生效。一般每年进行一次变更，变更后由医务部及时下发变更通知及各类医师手术范围。

2.手术按照已确定的手术人员分工进行，不得越级手术。手术中根据病情需要扩大手术范围，或改变预定术式，需请示上级医师，按照医师分级手术范围规定进行手术。如施行越级手术时，需经科主任批准并必须有上级医师在场指导。

3.除正在进行的手术术者向上级医师请示外,上级医师不得未经同意给病人会诊;未参加术前讨论,未办理手术手续,而直接参加手术。

4.新技术、新项目、科研手术必须征得患者或直系家属的知情同意,并签署知情同意告知书。

对违反本规范超权限手术的科室和责任人,一经查实,将追究科室和责任人的责任;对由此而造成医疗事故的,追究科主任及相应人员责任。明确各级医师手术权限,是规范医疗行为,保障医疗安全,维护病人利益的有力措施,各手术科室及各级医师必须严格遵照执行。

## 十七、死亡病历讨论制度

1.各科对每例死亡病例必须进行详细讨论,总结经验、吸取教训、提高临床诊疗水平。

2.死亡病例讨论必须在病人死亡后一周内完成,尸检病例在有病理报告后二周内进行。

3.死亡病例讨论必须由科主任或副主任医师以上职称的医师主持,全体医师和护士长参加。

4.主管医师汇报病史;负责抢救的经治医师汇报抢救经过,陈述死因;主治医师补充诊治过程,分析死因,指出可能存在的问题;副主任、主任医师重点对诊断、治疗、死因和存在的不足进行进一步综合分析,提出改进措施。

5.讨论情况记入专设的《死亡病例讨论本》中,要求有完整的死亡讨论记录,由科主任、上级医师签字确认后纳入病历。

## 十八、新技术准入制度

1.新技术应按国家有关规定办理相关手续后方可实施。

2.实施者提出书面申请,填写《开展新业务、新技术申请表》,提供理论依据和具体实施细则、结果及风险预测及对策,科主任审阅并签字同意后报医务科。

3.医务科组织学术委员会专家进行论证，提出意见，报主管院长批准后方可开展实施。

4.新业务、新技术的实施须同患者签署相应协议书，并应履行相应告知义务。

5.新业务、新技术实施过程中由医政（务）科负责组织专家进行阶段性监控，及时组织会诊和学术讨论，解决实施过程中发现的一些较大的技术问题。日常管理工作由相应控制医师和监测医师完成。

6.新业务、新技术完成一定例数后，科室负责及时总结，并向医务科提交总结报告，医务科召开学术委员会会议，讨论决定新业务、新技术的是否在临床全面开展。

7.科室主任应直接参与新业务、新技术的开展，并作好科室新业务、新技术开展的组织实施工作，密切关注新项目实施中可能出现的各种意外情况，积极妥善处理，做好记录。

## 十九、临床用血安全管理制度

1.临床用血应严格执行《医疗机构临床用血管理办法》和《临床输血技术规范》有关规定，提倡科学合理用血，杜绝浪费、滥用血液，确保临床用血的质量和安全。

2.医院输血科在输血管理委员会的领导下，负责临床用血的规范管理和技术指导，临床用血的计划申报，储存血液，对本单位临床用血制度执行情况进行检查，并参与临床有关疾病的诊断、治疗与科研。

3.临床用血前，应当向患者及其家属告知输血目的，可能发生的输血反应和经血液途径感染疾病的可能，根据输血技术规范进行相关项目的检验，由医患双方共同签署输血治疗同意书并存入病历。

4.无家属签字的无自主意识患者的紧急输血，报医务科同意、备案，并记入病历。

5.临床用血适应症根据《临床输血技术规范》执行，临床用血指征：Hb<100g/L，且 Hcl<30%。

6.平诊临床输全血一次用血、备血量超过 2000 毫升时要履行报批手续，由科室主任签名后报医务科。急诊、抢救用血经主管医师以上同意后可随时申请，但事后应当按照以上要求补办手续。

7.临床用血严格执行查对制度，输血时发生不良反应，立即根据输血技术规范进行处理并填写《输血不良反应报告单》。

8.临床输血完毕后，应将输血记录单（交叉配血报告单）贴在病历中，并将血袋送回输血科保存和处理。做好输血观察记录。

9.成分输血具有疗效好、副作用小、节约血液资源以及便于保存和运输等优点，应积极推广，成分输血率应高于 90%。

# 第二节　门诊医疗质量管理和检查控制制度

## 一、门诊医疗

每个检控点应具备以下要求：

1.所指质量内容要明确具体；

2.所指质量特性要单一或判断范围很小，基本无伸缩性；

3.要有明确判断依据和标准；

4.可进行肯定或否定的定性或定量判断；

5.可进行单项管理。

## 二、门诊医疗质量检控点计 6 项 30 点

（一）诊察和病历质量

1.问诊是否抓住要点，记述是否准确完整；

2.必要的体检项目是否认真完成，对体检情况的描述是否正确；

3.初诊病历的主要项目如主诉、现病史、体格检查、诊断或印象诊断、治疗和处理意见、医师签字等内容是否完整；

4. 病历的一般项目如姓名、年龄、性别、职业、工作单位或家庭地址等内容是否按要求填写齐全；

5. 病历用语、字迹和医学术语表达是否正确、恰当。

（二）诊断质量

1. 必要的化验是否做了，报告是否及时；

2. 必要的医学影像检查是否做了，报告是否及时；

3. 必要的其他特殊检查项目是否做了，报告是否及时；

4. 上述各种医技检查项目有否开展室内或室外质控；

5. 是否在三次门诊内确诊，对未能在三次门诊内确诊者有否采取会诊或转院措施；

6. 诊断依据是否充分。

（三）处方质量

1. 首选药物是否恰当合理；

2. 剂量是否正确合理，有无配伍禁忌；

3. 用法是否写全、正确；

4. 有无开乱方等不正之风现象；

5. 处方一般项目如姓名、年龄、日期、工作单位或家庭地址，医师签字和药剂人员双签字是否齐全。

（四）手术质量

1. 门诊手术是否及时，有否拖延；

2. 手术有否错误或过失；

3. 无菌手术有无感染；

4. 手术中有无超过正常限度的损伤或过量失血；

5. 麻醉是否合理、有效；

6. 手术是否成功。

（五）治疗处置质量

1. 该做的药物皮试是否做了；

2. 注射、输液是否按操作规程进行；

3. 注射、输液有否严重静脉外漏，有无感染；

4. 换药和其他门诊治疗处置是否及时正确；

5. 对门诊传染病人有否作出及时隔离消毒处理，有否及时准确地做疫情报告；

6. 医护人员有否对与治疗疾病的其他有关注意事宜向病人嘱咐清楚。

（六）疗效

1. 有效或无效；

2. 转归如何，治愈、好转或加重。

按上述 6 项 30 点的检控制定标准来抽查门诊病例，每一点只有好差两种之分，即好者得 1 分，差者得零分，然后计算每项平均分值，综合计算病例质量分数。其中手术病例按 30 个质量检控点评分，非手术病例按 24 个质量检控点评分。通过对各项隶属度的处理，得出病例质量分数，百分数达 90% 以上者（含 90%）为优级，80% 以上者（含 80%）为良级；70% 以上者（含 70%）为中级，60% 以上者（含 60%）为差级，50% 以下者为劣级。

# 第二章 门诊服务与工作制度

## 第一节 门诊部工作制度

1. 在科主任的领导下，负责做好门诊全面管理工作。

2. 门诊办公室工作人员要衣着整洁，态度和蔼，讲文明用语。

3. 遵守劳动纪律，提前 10 分钟到岗，严守工作岗位，为患者提供主动、热情、周到的优质服务，不准发生冷、硬、顶、推现象，不准和患者吵架。

4. 严格执行各项规章制度，加强图章管理，把好图章的加盖原则，不盖人情章。

5. 加强疫情管理，做好传染病和门诊日志的自查工作，发现问题及时向相关科室主任反馈，并将落实情况报告部门领导。监督各科室及时报出传染病报告卡，做好登统、汇总工作。按规定时限，准确进行网络直报工作。

6. 严格执行门诊医生的出诊管理和服务管理。定期或不定期进行门诊工作巡查，督促各科室按时开诊。及时发现存在的安全隐患及时协调解决，达到环境整洁、舒适、安全、工作有序。

7. 增强主动服务意识，扶老携幼，为患者尽可能提供方便。

8. 协调好科室之间及医患关系，认真、负责地处理好每一起诉求。涉及其它部门的问题要及时反馈。

9. 加强医德、医风建设，做好患者门诊满意度调查、分析持续改进门诊工作，提升服务水平。

10. 健全和落实好本部门各项规章制度，提高门诊管理能力。

11. 认真做好各项统计工作，做好专家诊查费的核算工作。

12. 工作时间不准吃零食，不聊天，不玩手机。

13. 违规者按相关规定给予处罚。

# 第二节　专家门诊工作制度

1. 专家门诊人员必须由取得主任或副主任医师职称的临床医师担任。

2. 参加专家门诊人员，需由所在科室提出申请，医务部审批资质注明其职称，出诊时间由科室安排，门诊部排班、公示。

3. 专家门诊原则上每人每周安排 1 ～ 2 次，具体时间以科室安排的为准，任何人不得随意增加、减少和改动。

4. 遵守劳动纪律，提前 10 分钟做好开诊前准备，不得迟到、早退、中途停诊。

5. 严格执行《门诊医生出诊管理规定》，专家因故不能按时应诊的，需报告科主任，提前 1 周到门诊办公室办理替、补诊手续。

6. 出诊专家必须在门诊部安排的诊室接诊，不得擅自改动接诊地点。

7. 严格执行《首诊负责制》及《病历和处方书写制度》，合理检查，合理治疗，合理收费，严禁开大处方。

8. 严格执行消毒隔离制度，防止交叉感染。

9. 严格执行《门诊医生出诊管理规定》及《传染病疫情报告管理制度》，做好电子病历记录和传染病报告工作。

10. 做好健康教育的指导与咨询工作。

# 第三节　普通门诊工作制度

1. 出诊人员必须由取得主治医师资格及以上人员担任。

2. 出诊医生要有良好的职业道德，全心全意为人民服务的思想，文明行医，礼貌待患，为病员提供主动、热情、及时、周到的服务，严禁发生冷、硬、顶、推和吵架行为。

3. 遵守劳动纪律，提前10分钟到岗，准时开诊，不得迟到、早退、中途停诊。因故不能按时应诊的，需报告科主任提前1周到门诊办公室办理替、补诊手续。

4. 严格执行首诊负责制，不得以任何借口推诿患者和延误病情。

5. 严格执行《门诊医生出诊管理规定》及《传染病疫情报告管理制度》，做好门诊病历和传染病报告工作。

6. 严格执行病历和处方书写制度，合理检查，合理治疗，合理收费，严禁开大处方。

7. 严格执行消毒隔离制度，防止交叉感染。

8. 做好健康教育的指导与咨询工作。

# 第四节　门诊分诊和导医工作管理制度

## 一、目的

将分诊、导医工作转化为常规操作，并对分诊、导医人员进行工作质量检查。

## 二、适用范围

门诊分诊、导医工作人员。

## 三、门诊分诊护士职责

1. 分诊护士必须坚守岗位，有事向护士长请假后方可离开。

2. 疾病按轻、重、缓、急及病种有序地排号分诊。

3. 作风严谨，关心患者，耐心解释。

4. 利用空隙时间做好健康宣教。

5. 按要求努力学习业务，不断提高自己的专业水平。

## 四、门诊导医工作职责

1. 做好各科患者的指导就诊工作，对患者热情接待，耐心解释，提供帮助。

2. 对危重患者做到立即护送其去急诊室或病房，并马上报告有关医师进行抢救。

3. 解答患者提出的各种疑问，征询与收集患者对医院各项工作的有关意见，并及时报告有关领导。

4. 积极向门诊患者宣传卫生常识，负责门诊厅的健康宣教工作，协助做好维持门诊大厅的各项工作秩序，督促做好维护公共卫生和保持环境清洁。

## 五、工作程序

（一）门诊分诊工作程序

1. 分诊人员应仪表端庄、衣着整洁、佩戴胸卡，准时上岗，不脱岗，不闲谈。

2. 要热情主动接待患者，礼貌待人、有问必答、百问不厌，热情做好解释工作。

3. 每天协助医师做好开诊前准备工作。

4. 维持就诊秩序，保持诊室安静及良好的就诊环境。

5. 对重病员、65 岁以上老人、军人、残疾人等病员，要优先安排就诊。

6. 下班之前必须关好各诊室、候诊室电器、门窗。

（二）门诊导医工作程序

1. 门诊导医人员必须熟悉本院、本门诊各种就诊情况及常规开展项目情况，保证能正确引导患者就医。

2. 导医人员必须佩戴胸卡，做到仪表端庄，衣着整洁，必须准时上下岗，不脱岗，不闲谈。

3. 要热情主动接待患者，礼貌待人、有问必答、百问不厌，主动介绍医院概况、科室组成、医院设备及门诊各科情况等。

4. 经常巡视大厅，引导患者挂号、候诊、检查。

5. 见残疾、高龄、久病体弱患者应主动接待，免费提供车床、轮椅服务，对年老体弱、行动不便者应搀扶到诊室就诊，合理安排优先检查。对用担架抬来的急危患者，应立即协助送急诊科处理。

6. 负责发放患者意见表，及时收集患者对医院各级各类人员的意见，沟通好医患关系，随时为患者提供方便。

7. 为患者免费提供开水及一次性水杯。免费发送《就诊指南》、《健康教育处方》等卫生宣传资料。

（三）护士长每周检查工作，护理部、门诊部主任每月检查工作内容

1. 是否有导医、分诊人员工作制度及职责和言行规范。

2. 劳动纪律、考勤情况。

3. 医德医风、服务质量等。

# 第五节　门诊患者管理工作制度

## 一、目的

指导患者配合护理治疗，并对患者的管理质量进行检查，保证护理人员做好患者管理工作。

## 二、适用范围

门诊各科室候诊患者。

## 三、职责

（一）门诊护士长职责

1. 经常巡视观察候诊患者情况，发现有变化及时报告医师。

2. 督促各班护士做好患者管理工作，严防差错事故发生，保证患者安全治疗。

3. 配合医师做好就诊工作。

（二）门诊护士职责

1. 门诊各班护士接到患者后，安排患者拿治疗单排队及做相应的处置。

2. 各班护士经常巡视患者病情变化。

3. 治疗处置后指导工作。

## 四、工作程序

1. 介绍医院门诊各诊室布局、患者管理制度、卫生制度。

2. 当班护士安排患者候诊，安排急诊患者、较重患者优先就诊。

3. 指导患者服药、饮食、卫生宣教及治疗处置后注意事项。

4. 当班护士发现急危重患者协助送急诊科或住院部。

# 第六节　预约诊疗工作制度

1. 门诊号源 100% 开放预约，线上、线下共用号源池。

2. 预约方式：现场人工预约、自助机预约、手机预约、诊间预约。

3. 工作时间：现场人工预约：7：30-21：00，诊间预约：上午 8：00-12：00，下午 13：30-17：30；自助机、手机预约均可二十四小时使用。

4. 门诊开诊时间：上午 8：00；下午 13：30。晚间门诊（周一至周五）17：30。

5. 放号时间：每天 20：00 点放号。

6. 预约挂号周期：提前一周（7 天）即可预约。

7. 实行实名制预约：支持多种身份证件实名注册，落实患者身份信息管理。

8. 预约限制规则：同一患者、同一时段、同一科室的同一医生只能预约一个号。

9. 退号规定：患者若因个人原因不能按时就诊的可在就诊当日 24 点前退号。

10. 严格执行出诊医生的停、替诊管理。医生出现停、替诊等情况时，立即通知患者，安排替诊或更改就诊日期。

11. 预约服务中心由专人负责，每月 5 号前由专人进行数据统计、分析、上报工作。

## 第七节　门诊复诊患者中长期预约管理制度

1. 门诊部负责对出院复诊、慢性病患者进行中长期预约诊断工作的组织协调、现场指导、数据记录、考核反馈等管理工作。

2. 各科室做好对出院复诊患者、慢性病患者预约诊断服务宣传教育工作，告知患者预约诊断所带来的便利，预约诊断的方式、流程，并指导需要复诊的患者进行门诊复诊预约。

3. 各科室要运用医师工作站对出院后需要复诊的患者进行门诊复诊预约，建立中长期预约信息。预约成功后，预约医师要向患者告知复诊的时间和就诊时间段，提高患者预约诊断的意识和预约诊断就诊率。

4. 为定点治疗的慢性病患者建立《预约诊断登记本》和中长期预约基本信息。医院设有慢性病门诊专门为慢性病患者提供预约诊断服务。进行血液净化的慢性病患者，血液净化室根据病人的病情需要，对病人进行预约诊断，并保留病人完整的预约诊断资料。

5. 实行预约患者准时间段就诊，每小时为 1 个时间段，每个时间段最多安排 6 名患者就诊，计算机叫号系统和分诊护士会安排预约患者在规定的时间段内就诊。

6. 出诊专家的坐诊时间如有变动，预约管理人员应根据预约时登记的联络方式及时告知患者，并提出最佳处理方案，获得患者谅解。

7. 预约管理人员要定期对预约患者数据进行汇总分析，查找局限性，持续改善预约诊断工作。

## 第八节　患者服务中心工作制度

1. 在门诊部主任及护理组长的领导下工作。

2.严格遵守医院各项规章制度，服从工作安排，认真履行工作职责，严格按照工作流程及要求完成日常工作。合理安排工作时间，提前10分钟到岗，保证工作质量。

3.热情主动接待患者，态度和蔼，耐心解答问题，做到"首问负责制"，严格文明用语，礼貌待人，严禁发生冷、硬、顶、推、吵架等行为。如与患者发生争执及纠纷，按医院及科室相关规定处理。

4.关心、爱护、尊重患者的隐私权，不得外泄、宣扬、任意传播。

5.做好分诊工作，详细了解患者病情及检查结果，准确为患者选择就诊科室、医师。

6.根据实际情况，采取相应的办法合理安排未挂上号病员的就诊问题，切实为病员服务。

7.对急、危、重及行动不便的患者，主动提供轮椅推送患者到相应诊室。

8.发现危、急、重患者应立即通知急诊科的医生，并采取相应的急救措施。

9.严格执行消毒隔离制度，防止交叉感染。

10.定期参加培训及考核，以满足本岗位要求。

# 第九节　医学证明管理制度

病情证明（诊断证明）是具有一定法律效用的医疗文件，司法鉴定、因病退休、办理特慢病、工伤、残疾鉴定、保险索赔等要以病情证明作为依据之一，开具诊断证明是一项政策性很强的医疗工作，因此医师在签发证明时，必须持慎重态度，并对所签发的病情证明负责。为进一步加强管理，特制定此制度，请认真执行。

## 一、医生资格界定

具有执业医师资格且在我院注册的医师，有权开具疾病诊断意见书。用于申办麻醉卡的疾病诊断意见书须由主治医师以上任职资格并获得麻醉处方权的医师签字。

## 二、开具病情证明和病假证明具体要求

1.门诊病情证明，由门诊出诊医师出具，经门诊办公室审核，符合规定后方能盖章。

2.住院部主管医师不得在病房出具门诊病情证明书，只能在门诊期间出具门诊病情证明，否则门诊办公室不予盖章。

3.各科医师只能开本专业范围的病情证明，不能出具跨科的病情证明。

4.医师必须亲自诊查、调查，并获得一定科学依据后方可出具病情诊断证明书。不得单纯依靠患者简单主诉或因人情关系，利用职权，滥用病情诊断证明书；不得伪造病情诊断证明书；不得出具与自己执业范围无关或者与执业类别不相符的病情诊断证明书。

5.工伤事故、车祸或群众纠纷至伤的病情证明，应特别慎重，经治医师仅出具当时伤情诊断证明，患者应持有关单位或公安司法部门出具的公函，由门诊部与有关科室联系，安排三名以上专家会诊，方能出具鉴定证明。

6.外宾或有关领导干部的病情证明（中文或英文）经院长审批、院办公室安排打印，由医院发送有关单位。

7.原则上病情诊断证明书必须由本人前来办理，特殊情况可由患者直系亲属持患者病历及委托书代办，疾病诊断证明书须由执业医师出具，经门诊办公室或医务部审核盖章后方能生效。开具病情诊断证明书的医师应对所做出的诊断负法律责任。

8.病假时间的规定，原则上应按疾病诊断的性质来确定假期时间的

长短：

（1）开具休假证明一般情况不超过 1 周，急诊不超过 3 天。

（2）癌症、神经系统疾病、慢性病（如肝炎、结核、心肌病或类似情况）可开 1 个月。

（3）病情证明只限于一定时间有效，医师开出证明后，患者或家属带出院记录到门诊办公室打印、盖章，逾期者，需携带出院纪录、结账发票方可办理。

9. 不属病情证明的范围：

（1）全身体检，由主检单位给予总结体检意见，门诊医师不能给予证明。

（2）凡与病情和治疗无直接关系的"病情证明"一律不予出具。

（3）住院患者在住院期间一律不得出具门诊病情介绍。

（4）外地来昆就医的患者及其陪伴，一律不能出具就诊期的证明，也不能出具患者请假的证明。

（5）我院未承担高考体检、兵役体检任务，故不能出具此类证明。

（6）门诊医生不得出具招工体检、出国体检证明；职工病退按省市有关规定办理，门诊医生不得出具有关证明。

10. 凡涉及司法办案、病退、评残、补开病假证明、交通事故与保险索赔等特殊情况要求补办的疾病诊断意见书和病假证明，主管医生须凭医院原始病历及有关部门出具的补办证明才可办理，并注明"补办"字样及补办时间。

11. 本院职工申请病假必须持医院指定的各科保健医师开具的病假证明，到职工保健科审核，经科主任同意签字（护士由护士长签字）后报人力资源部核准并存档备案。

## 三、病情诊断证明书的管理

严禁出具虚假证明、人情证明。凡利用工作之便，开病假证明书者，要严肃查处，自行承担由此引发的后果；造成重大后果者，除追究责任外，并根据执业医师法有关规定给予行政处分。

**四、凡违反医疗证明管理制度的，提交医院作处理**

# 第十节　出诊医生管理规定

为加强门诊管理，提高门诊工作效率，保证门诊诊疗质量，改善门诊医疗秩序，方便患者挂号就医，结合医院实际情况对医师出诊规定如下：

1. 门诊出诊医师职称要求为主治医师或以上职称的医师，特殊情况由所在科室提交出诊申请交医务部、门诊部审核通过后方可出诊。专家门诊由已取得主任医师、副主任医师职称的临床医师担任。特需门诊、多学科联合门诊出诊分别按照医院《特需门诊管理制度》及《多学科联合门诊（MDT门诊）工作方案》执行。新增出诊医师资质由医务部审核通过后，科室统一安排出诊时间并报门诊部进行排班。

2. 医师出诊排班时间由各科室统筹安排，保证相对固定每日上午、下午必须设置专家门诊。固定出诊排班由科主任签字后报门诊部，不得随意变动，如有特殊情况需提前7天与门诊部联系进行排班更替。

3. 出门诊医师应认真遵守考勤制度，提前安排好病房和教学等事宜按时出诊，时间：上午8：00-12：00，下午13：30—17：30，不允许停诊、限号，不得以交班、查房、开会、手术等理由迟到、早退、脱岗，禁止私自换/替诊、中途停号。

4. 严禁随意停诊，不允许以外出检查为由停诊或替诊，若出现下列情况须按照对应流程办理：

（1）可预见性情况：因参加会议、学术交流、公休、迎接督导检查、教学等原因导致无法按原定时间出诊的，须在开诊前7天提交会议通知、会议邀请函、公休申请单复印件等相关通知/文件及《门诊医师临时替诊申请单》，副高及以上职称的交由科室负责人、分管业务院领导审批；主治及以下职称的交由科室负责人、医务部负责人审批同意后交由门诊部办理替诊排班。因进修、下乡等情况需暂停出诊的，由科室负责人、医务部负责人或主管医疗业务副院长审批，同时将相关材料（如进修申请、下乡通知）等复印件一并交门诊部办理长期停诊，如需恢复门诊须由科主任提交出诊排班申请并提前7天交门诊部重新安排出诊时间。

（2）临时情况：开诊前因情况紧急不能提前办理书面停诊手续的（如自然灾害，患病、危重病人抢救，医院指令性任务等情况），出诊医生须向科室负责人报告，由科室负责人指派本专业同级或上级医师替诊并告知门诊部，做好患者的解释安抚工作。

（3）中途离岗：出诊医师中途不得随意离开诊室，如因特殊原因需离开诊室，应提前将离岗原因告知门诊部，同时请科主任安排同级别医师替诊，以保证门诊工作正常开展。门诊部详细记录医师中途离岗情况，每季度中途离岗超过3次者暂停出诊并上报医院医疗质量与安全管理委员会。

5.出诊医师必须严格遵守门诊各项规章制度，认真履行岗位职责，保证服装整洁，佩戴胸牌，态度和蔼，廉洁行医，坚决执行首诊负责制，加强医患沟通，做到依法执业、规范诊疗、合理检查、合理用药，认真完成门诊病历，确保医疗安全。禁止在诊室内抽烟、玩游戏，禁止除带教学生以外人员陪同出诊。

6.门诊部将从信息系统中提取出诊医生考勤情况，每周向科室进行通报并提出整改意见，必要时上报医院医疗质量与安全管理委员会并在院周会中进行通报。

## 第十一节　医生替诊管理规定

1.普通门诊若不能按时出诊，本人于开诊前及时通知本科室主任安排其他人员出诊，并通知门诊办公室。

2.门诊医生若不能按时出诊，本人提前1周报告本科室主任安排相应职称的人员出诊，并到门诊办公室填写《医院门诊医师临时停诊申请单》，门诊办公室及时更改并公示医师出诊信息。

3.临床、医技科室值班人员若不能按时出诊，本人提前通知本科室主任安排其他人员出诊。

4.门诊部各科室发现缺岗时，及时报告科主任安排相应的人员到岗。

## 第十二节　门诊患者身份识别管理制度

为了确保医疗安全，同时使患者权益及生命安全得到最大限度的保障，杜绝因患者身份识别错误造成医疗、护理错误事件，凡门诊、急诊患者进行各种采血、给药、输液、输血、手术及实施各种各项检查介入与有创诊疗时，必须严格执行查对制度。就诊码作为主要识别信息，如患者无就诊码的情况下、门诊 ID 号、电子健康卡、身份证、医保卡可以作为患者身份识别的补充信息，在主要识别信息不充分的情况下可以人工选择补充信息来确认患者身份。

## 第十三节　门诊查对制度

1.严格执行查对制度，准确识别患者身份。护士在进行标本采集、给药、输血（或血制品）及其它护理操作等活动时，应至少同时使用两种患者身份识别方式，识别方式有姓名、年龄、出生年月、性别、床号等。

2. 对能有效沟通的患者，实行双向核对法，即要求患者或近亲属陈述患者姓名，确认无误后方可执行。

3. 对无法有效沟通的患者，如手术患者、新生儿、抢救、昏迷、神志不清、语言交流障碍、无自主能力的患者，由患者陪同人员陈述患者姓名，确认无误后方可执行。

4. 在实施任何有创诊疗活动前，实施者应亲自与患者（或家属）沟通，作为最后确定的手段，以确保对正确的患者实施正确的操作。

5. 患者转科交接时，至少同时使用两种患者身份识别方式，做好转科交接登记。


# 第十四节　门诊窗口满意度评价制度


## 一、评价目的和意义

门诊窗口作为医院与患者直接交流的重要界面，其服务质量直接影响患者的就医体验和医院的形象。建立门诊窗口满意度评价制度，旨在通过系统、科学地收集患者对于门诊窗口服务的评价和意见，分析并发现服务中的问题和不足，进而优化服务流程，提升服务质量，增强患者满意度和忠诚度。


## 二、评价对象与范围

本评价制度适用于医院所有门诊窗口，包括但不限于挂号、收费、取药、咨询等窗口。评价对象主要为前来就诊的患者及其家属。

### 三、满意度指标体系与问卷设计

（一）满意度指标体系

1.服务态度：包括礼貌程度、耐心程度、主动服务意愿等。

2.服务效率：包括等候时间、业务处理速度、窗口开放时间等。

3.服务环境：包括窗口设置、排队秩序、标识清晰度等。

4.信息透明度：包括医疗费用明细、服务流程介绍、医保政策宣传等。

（二）问卷设计

问卷设计应遵循简洁明了、易于理解的原则，问题类型以选择题和简短开放题为主。问卷内容应覆盖上述指标体系，并注重问题的针对性和有效性。同时，应根据医院实际情况和服务特点，适当调整和完善问卷内容。

### 四、数据收集与统计分析方法

（一）数据收集

1.现场发放问卷：在门诊大厅或各窗口附近设置问卷发放点，由专人引导患者填写。

2.电子问卷：通过医院公众号或自助终端机，向患者推送电子问卷，鼓励患者线上填写。

（二）统计分析

1.定期对收集到的问卷进行编码、录入和整理。

2.运用统计学方法对数据进行描述性分析和推断性分析，如计算满意度得分、分析影响因素等。

3.将分析结果以图表形式展示，便于直观了解患者满意度情况。

### 五、评价周期和频率

为确保评价工作的及时性和连续性，本制度建议采用季度评价与不定期抽查相结合的方式。季度评价由医院门诊部牵头组织，每季度末进行；不定期抽查则由门诊部或相关职能部门根据实际情况随机开展。

## 六、反馈整改及持续改进措施

（一）反馈机制

1.将评价结果及时反馈给各门诊窗口及相关部门，明确问题和不足。

2.鼓励窗口工作人员主动向患者征求意见和建议，及时改进服务。

（二）整改措施

1.针对评价中发现的问题和不足，制定具体的整改措施和时间表。

2.定期对整改情况进行检查和评估，确保措施的有效实施。

（三）持续改进

1.根据评价结果和患者反馈，不断优化服务流程和服务质量。

2.定期组织窗口工作人员参加服务技能培训和医德医风教育。

## 七、培训与考核机制

（一）培训机制

1.定期组织窗口工作人员参加服务技能培训，提高服务水平和专业素养。

2.邀请行业专家或优秀窗口工作人员分享服务经验和技巧。

（二）考核机制

1.将患者满意度评价结果纳入窗口工作人员的绩效考核体系。

2.设立服务质量奖，表彰在服务中表现突出的窗口工作人员。

3.对连续多次评价不合格的窗口工作人员进行约谈或调整岗位。

通过实施门诊窗口满意度评价制度，医院可以更加精准地把握患者需求和服务短板，从而有针对性地改进服务质量和提升患者满意度。同时，该制度也有助于增强窗口工作人员的服务意识和责任感，促进医院整体服务水平的提升。

# 第十五节　门诊患者满意度实施方案

## 一、调查目的和意义

本调查旨在了解门诊患者对医疗服务、就医环境、医务人员服务态度等方面的满意程度，通过收集和分析患者反馈，发现医疗服务中存在的问题和不足，为提升门诊服务质量和患者满意度提供数据支持和改进方向。本次调查不仅有利于医院管理层了解患者需求，还有助于增强医院与患者之间的沟通和信任，提升医院的品牌形象和竞争力。

## 二、调查对象和范围

调查对象为门诊就诊患者及其家属，范围覆盖医院各个科室和门诊部。为确保调查结果的广泛性和代表性，将采用随机抽样和分层抽样相结合的方式进行样本选取。

## 三、调查方法与工具

本次调查将采用问卷调查法为主要调查方法，辅以访谈和观察等方式获取更全面的信息。调查问卷将通过纸质版和电子版两种形式发放，以便满足不同患者的需求。

## 四、设计调查问卷与问题点

调查问卷将围绕以下几个核心问题点设计：

1. 患者基本信息：包括年龄、性别、就诊科室等。

2. 医疗服务质量：包括医生专业水平、诊疗流程、检查安排等。

3. 就医环境：包括门诊设施、卫生状况、候诊时间等。

4. 医务人员服务态度：包括医生、护士、导诊人员的礼貌程度、耐心程度等。

5.整体满意度：患者对门诊服务的总体评价和建议。

问卷设计将遵循简洁明了、易于理解的原则，避免使用过于专业的术语，以确保患者能够轻松完成问卷。

## 五、满意度指标体系构建及评价标准

满意度指标体系将包括医疗服务质量、就医环境、医务人员服务态度等方面，每个方面下设若干二级指标。评价标准将根据行业标准和患者期望制定，分为非常满意、满意、一般、不满意四个等级。通过对各项指标的得分进行加权计算，得出患者的整体满意度。

## 六、门诊满意度调查表

亲爱的患者朋友：

您好，我院为进一步提高医疗服务水平，营造周到、合理、安全、方便快捷的服务流程努力为您提供全程优质服务。我们想了解您就医的感受，恳请您利用几分钟时间填写这份问卷，以便提供我们改进的方向，请您留下宝贵的意见和建议，谢谢您的合作！

日期：　　就诊科室：　　地址：

（同意哪一项请在 □ 内打"√"）

1.您对门诊（候诊区、诊室）的舒适、安全、卫生评价：

□ 非常满意　　□ 满意　　□ 一般　　□ 差

2.您接触的所有医务人员有没有使用礼貌用语评价：

□ 有　　□ 有的没有　　□ 都没有

3.您接触的所有工作人员是否双手接递评价：

□ 有　　□ 有的没有　　□ 都没有

4.您对医生的服务态度评价：

□ 非常满意　　□ 满意　　□ 一般　　□ 差

5.您对护士的服务态度评价：

□ 非常满意　　　　□ 满意　　　　□ 一般　　　　□ 差

6.　　　　　您对导诊人员的服务态度评价：

□ 非常满意　　　　□ 满意　　　　□ 一般　　　　□ 差

7.　　　　　您对门诊收费人员的服务态度评价：

□ 非常满意　　　　□ 满意　　　　□ 一般　　　　□ 差

8.　　　　　您对门诊药房人员的服务态度评价：

□ 非常满意　　　　□ 满意　　　　□ 一般　　　　□ 差

9.　　　　　您对门诊医务人员保护病人隐私情况评价：

□ 非常满意　　　　□ 满意　　　　□ 一般　　　　□ 差

10.　　　　　您对医院指示牌、门牌的评价：

□ 非常满意　　　　□ 满意　　　　□ 一般　　　　□ 差

11.　　　　　您对医院的绿化公共设施的评价：

□ 非常满意　　　　□ 满意　　　　□ 一般　　　　□ 差

12. 如果您本次就诊做了相关的辅助检查或治疗，请回答：您在哪些科室做了检查或治疗？

□ B 超室　　　　□ 检验科　　　□ 放射科　　　　□ 心电图室

□ CT 室　　　　□ 胃镜室　　　□ 病理科

您对此科室工作人员服务态度评价：

□ 非常满意　　　　□ 满意　　　　□ 一般　　　　□ 差

您对等待检查的时间的评价：

□ 非常满意　　　　□ 满意　　　　□ 一般　　　　□ 差

13. 您选择本院就医的最主要原因：

□ 医疗水平高　　□ 服务态度好　　□ 就近方便　　□ 交通便利

□ 费用低　　　　□ 医疗设备好　　□ 其他医院转诊

□ 环境整洁优美　□ 医院名气大　　□ 医保定点

□ 亲朋好友推荐　□ 医院有熟人　　□ 乡医推荐　　　□ 其他

感谢您的信任与支持！您认为我们的工作还有哪些需要改进的地方？请您写下来。

# 第十六节　门诊患者隐私保护制度

为了进一步提高医务人员保护患者就医隐私权的意识，完善医疗行为中的保护性措施，维护患者的合法权益，根据等级医院评审相关要求，制定以下若干管理规定：

## 一、应在我院医务人员中进一步加强对患者就医隐私权保护的内容

1. 涉及患者隐私的检验（查）报告单不能随意放置，应安排专人送达并交接。

2. 检验（查）报告发放人员要妥善保管患者报告单，核对领取人身份无误后方可发给其报告单。

3. 对患者实施诊疗查体、导尿术、灌肠、会阴冲洗等处置及超声、心电等辅助检查时，须屏风遮挡，在床间进行检查时须使用隔离帘，严格划分就诊区与候诊区。

4. 男性医生检查女性患者隐私部位要有屏障遮掩且要有其他女性医务人员在场。

5. 为诊疗或学术报道需要，需事先征得患者或其家属同意后方可拍摄、报道，并采取相应措施尽可能保护患者的隐私。

6. 医务人员未经批准，不得将就诊患者及其家属的传染病信息和姓名、住址、个人病史等信息公开。

## 二、为落实患者就医隐私权保护内容需采取的具体措施

1. 将保护患者就医隐私权制度纳入新职工年度岗前入职培训教育范围之内。

2. 强化法律意识，树立保护患者隐私权的观念。加强相关的卫生法

律法规规范的学习及宣传，提高全体医务人员的法律素质。

3. 强化保密意识，提高职业自律性，对患者隐私权的保护不得违反国家法律。

4. 加强患者的维权意识宣传，提高患者自我保护能力。

5. 加强就医环境的改造，最大限度保护患者隐私。

6. 为了不暴露患者病情隐私，床头卡片内容只填写姓名、性别、年龄、入院日期、护理级别等信息，供医务人员识别使用。

7. 病案管理部门认真执行病案借阅、复印（制）制度及病案保管制度，不得以口头或书面形式公开病案中的隐私。

8. 医务人员在执业活动中，要关心、爱护、尊重患者，保护患者的隐私。

# 第十七节　门诊陪检制度

## 一、门诊陪检范围和人员

1. 门诊患者就诊、检查和治疗的过程中视病情、行为能力决定是否陪检。

2. 门诊患者中危、重患者，必须陪检，由医生或护理人员陪送。

3. 门诊患者中行动不便者，可由护理人员陪送。

## 二、陪检医务人员要抓好三关

检查前：对门诊、急诊患者应根据病情、行为能力决定是否需要陪检，对危、重及行动不便患者必须陪检。陪检人员要了解患者病情、检查前的准备、特殊检查知情同意书签字情况等，根据患者的病情、身体状况采取适宜的陪送方法（平车、轮椅等），必要时随带急救物品。

检查中：陪检人员和医技科室人员应注意患者的适当体位，注意道路、车辆、搬运器材的搬运方法和速度，并保证患者的安全和舒适。同时应严密观察患者病情，一旦发生病情变化，应暂停检查，立即就地进行现场抢救，同时报告送检科主任和相关科室协助抢救。

检查后：陪检人员及时将检查时有无发生特殊情况向首诊医师或上级医师汇报，向患者交代检查后的注意事项。途中或检查中，发生意外情况时，在场人员应即刻展开紧急救治并通知送检科医务人员，立即携带急救物品到场抢救。门诊急诊陪检人员由急诊科陪检人员担任。住院部陪检人员由经治医疗组医护人员担任。

### 三、各科室应认真执行本规定

对未按规定派陪检人员的扣科室医疗质量分5分；对未按规定派陪检人员或陪检人员未按规定陪检出现纠纷事故、意外伤害情况的，按照《医疗纠纷处罚暂行办法》有关规定进行处罚。

# 第十八节 门诊轮椅、平车借用须知

1.患者服务中心负责门诊轮椅、平车的借用、清洁消毒和维护的管理。

2.每天检查轮椅、平车有无异常，及时修理存在使用故障的轮椅和平车。

3.每天下班前及时清点轮椅数，电话联系未归还者及时归还，因故不能及时归还，需做好交班。

4.每周五下午对轮椅和平车进行清洁消毒并登记。

5.如有损坏或丢失，报告门诊办公室。

# 第十九节　老年人就医服务制度

为了推进社会主义精神文明建设，根据《中华人民共和国老年人权益保障法》和《云南省老年人权益保障条例》等法律、法规，结合我院实际，制定本服务措施。

1. 60周岁（含60岁）以上老年人凭《老年优待证》、《身份证》等有效证件就诊可免收普通门诊挂号费。

2. 80周岁（含80岁）以上老年人凭《老年优待证》、《身份证》等有效证件享受优先交费、取药的优待服务。

3. 对于80周岁（含80岁）以上老年人二次分诊后可分次插入就诊序号中优先就诊。

4. 对于有特殊要求的老年人（80岁以上），可与门诊办公室联系，视老人情况优先安排就诊或导医全程陪同就诊。

5. 门诊大厅设立老年人休息处、饮水处。

6. 老年人到医院就诊子女代排队无优待。

7. 医院设立老年人复诊/慢性病门诊，免挂号费，方便老年人复诊开药。

# 第二十节　门诊危急值报告制度

1. 门诊办公室在接到"危急值"报告电话后，工作人员复述无误并确认后将病人信息和检验项目登记在《门诊危急值报告登记本》上，及时查询病人信息后与病人联系，告知其及时到相关科室就诊，必要时协助其到急诊科交接病情，做好下一步的救治工作。

2. 当危急值报告出现无法通知或找不到患者及家属时，工作时间报告医务部，其余时间报告总值班。

# 第二十一节 门诊科室协调规定

门诊科室作为医院的重要组成部分，其协调管理对于提高医疗服务质量、保障患者权益具有至关重要的作用。为了确保患者能够得到及时、高效、优质的医疗服务，门诊部特制定以下门诊科室协调管理规定。

## 一、严格执行医院各项规章制度

各科室成员熟悉掌握医院各项规章制度，特别是与门诊工作密切相关的规定，如门诊工作流程、医疗质量控制标准、患者权益保护等。同时，科室负责人要定期组织成员进行规章制度的学习和讨论，确保每位成员都能够熟练掌握并自觉遵守相关规定。

## 二、认真执行各项门诊流程

各科室成员要熟悉并严格遵守门诊流程，确保患者能够按照规定的流程顺利进行诊疗活动。同时，科室之间要密切配合，确保患者在不同科室之间的顺畅转诊和交接。

## 三、门诊各科室服从门诊办公室的协调安排

门诊办公室作为门诊工作的管理部门，负责统一规划和协调各科室的工作。各科室应积极响应门诊办公室的协调安排，确保患者能够得到及时、高效的医疗服务。同时，各科室之间要建立良好的沟通机制，及时分享工作信息和经验，共同解决工作中遇到的问题。

## 四、记录协调情况

对门诊工作中遇到的各类协调问题进行详细记录和分析，以及定期

总结门诊协调工作的经验和教训。通过记录协调情况，各科室可以及时发现并解决工作中存在的问题，不断完善门诊协调管理机制，提高门诊工作的效率和质量。

# 第二十二节　门诊流量管理监控措施

为优化医院门诊服务，缩短患者就医等候时间，方便患者就医，门诊流量管理措施如下：

## 一、门诊流量实时监控

1. 大厅流量监控责任人为患者服务中心人员。

2. 慢性病门诊 / 复诊开单处流量监控为复诊开单人员。

3. 采血中心流量监控负责人为采血中心咨询台人员。

4. 各诊区流量监控负责人为该区域分诊护士。

## 二、协调工作

由门诊办公室负责窗口工作人员负责。

## 三、当自动扶梯人流量超过 34 人启动应急预案

1. 门诊办公室接到报告后进行协调。

2. 安排导医疏导患者分乘观光电梯和延时乘电梯，或者指导患者由安全楼梯步行。

3. 记录情况。

## 四、挂号室、收费室

当挂号室、收费室每窗口排队人数超过 10 人，启动应急预案，措施如下：

1. 报告门诊办公室协调工作。

2. 增加收费人员窗口。

3. 安排导医疏导患者到其他楼层收费窗口缴费，指导患者使用手机、自助机支付。

4. 记录情况。

### 五、采血中心应急预案

采血中心每窗口等候采血患者超过 10 人，启动应急预案，措施如下：

1. 报告门诊办公室协调工作。

2. 采血窗口由 8 个增加到 10 个。

3. 导医疏导患者有序等候。

4. 记录情况。

### 六、总结

每月对门诊流量进行分析，总结。

# 第二十三节　门诊医疗资源调配方案

我院门诊量呈逐年上升趋势，为改善患者就医问题，门诊部在医院领导的关心支持下，本着方便患者就医，提高医疗服务水平的原则，制定《医院门诊医疗资源调配方案》。

1. 加强患者服务中心：把分诊中心，导医中心，检验报告打印中心，预约挂号中心整合在门诊服务中心内，为患者提供一站式服务。

2. 逐步提高预约挂号率，开展多种形式预约挂号，方便患者就诊。根据患者所需，提供现场预约、网络预约、诊间预约、基层医疗机构转诊预约、出院复诊预约。

3. 分时段就诊：预约挂号时告知患者就诊序号及候诊时间。

4. 合理安排医生出诊：就诊高峰期各诊室候诊患者超过 40 人，启动应急预案，增加诊室医生出诊。

5. 合理安排收费窗口：门诊 1-4、7 楼都设有人工收费窗口，1-5 楼、7 楼、9 楼均有自助机。分时段每个窗口等候交费人数超过 10 人，安排导医疏导患者到其他楼层有序交费或指导患者手机、自助机缴费。

6. 采血中心：根据等候采血人员数，弹性增减采血窗口。周一至周五安排导医指导患者取号及打印检验报告单。

7. 维持候诊秩序：门诊楼各诊区都设有电子叫号显示屏，分诊护士维持候诊秩序，提供患者各类咨询及协调工作，有特殊情况及时报告门诊办公室。

8. 每季度对门诊资源调配方案进行总结、改进。


# 第二十四节　门诊退费的管理规定

门诊患者因故需要退费的，须持相关检查、检验、治疗、处方笺、发票等，到开单医师处，经医师同意开具退费申请单后到收费窗口审核办理退费。


# 第二十五节　门诊健康教育制度

## 一、目的

通过医护人员的宣教，使患者了解与掌握预防保健及与疾病的相关知识，对疾病的康复达到指导作用。

## 二、适用范围

门诊医护人员宣教过程。

## 三、职责

1.医护人员不但要掌握宣教知识，而且要负责对门诊患者进行宣教，并使用适当的宣教方法。

2.门诊分诊、导医人员主要负责宣教、分诊及咨询工作。

3.护士长负责每周检查 1 次，并记录在《护士长工作记录手册》上。

4.护理部、医务科负责每月检查宣教工作 1 次。

## 四、工作程序

1.宣教科准备卫生宣教资料，分诊、导医护理人员负责发放。

2.医护人员系统学习健康教育及相关科室的基本理论和方法，掌握必要的宣教方法和沟通技巧。

3.医务人员在患者就诊、处置过程中利用口头讲解和健康教育处方等方式进行宣教。

4.当班护士针对患者疾病情况进行饮食指导、行为指导。

5.当班护士在为患者进行特殊治疗、用药后应交代患者或家属注意事项。

6.候诊厅设电视宣教及健康教育专栏，由宣教科负责定期制作、更换。

# 第二十六节　抢救车药品、物品管理

1.抢救车必须保持清洁整齐，抢救器械、药品及物品必须齐全完备，做到"五定一及时"，即定品种数量，定点放置，定专人管理，定时检查，定期消毒灭菌，及时维修补充。

2. 各病区、诊室的抢救车应指派专人管理，职责明确。

3. 每次封存前由责任人认真检查药品、物品的效期，质量、数量、批号，并详细记录。注意有无破损、裂缝、沉淀、混浊，标签脱落，字迹模糊，过期失效等现象，必要时更换。

4. 抢救车在封存状态下（急诊、除外），每周有专人检查封存状态，确认未启用时，更换封存，每月有专人定期拆封检查，登记并签名，护士长每月检查核对后签名。封存时项目填写完整，字迹端正，保持清洁完好。

5. 抢救车拆封使用后，责任人应对所用物品，药品及时补充，确保物品，药品在效期内，检查校对无误后登记，封存并签名，未封存期间，做到班班清点。


# 第二十七节　志愿者工作制度

为大力弘扬奉献、友爱、互助、进步的志愿者精神，推动医院志愿服务深入发展，构建和谐医患关系，特制定以下规定：

1. 志愿者接受自愿报名，符合条件并经医院培训合格后方可上岗，志愿服务期间需服从医院岗位安排。

2. 遵守国家法律法规及医院各项规章制度，积极主动开展工作，发扬爱岗敬业、团结奉献、吃苦耐劳的精神。

3. 志愿服务期间应统一着装，工作主动热情，有爱心、耐心、责任心、同理心，按照微笑、热情、文明、专业的标准提供志愿服务，不可从事与工作无关的活动。

4. 服务过程中团结协作，严于律己，自觉维护医院和志愿者的形象，对患者和家属的咨询有问必答，在服务中坚持"首问负责制"。

5. 明确志愿服务的职责范围，不向患者解释病情，不替患者保管物品，不单独看护患者或送患者至病区。

6.遵守保密原则，不得以任何方式泄露患者隐私。

7.不得以志愿者身份从事任何以赢利为目的或违背社会公德的活动。

8.自觉遵守医院工作时间，执行签到制度，不迟到、不早退，不擅离职守，如遇特殊情况，按规定请假。

9.对在志愿服务中发现的医院服务中存在的各种问题，及时记录并向志愿者服务中心或团委反馈。如遇突发事件，第一时间向门诊办公室报告，在确保人身安全的前提下，按照规范的应急流程果断处置，注意维持正常秩序，避免事态扩大。

10.向身边人宣传志愿服务活动，动员和鼓励更多人参与医院志愿服务。

# 第二十八节　发热门诊、肠道门诊设置、管理规定

## 一、感染性疾病科的设置

各级综合医疗机构应当设置感染性疾病科，包括功能相对独立的呼吸道发热门诊、肠道门诊、肝炎门诊、艾滋病门诊等。

2020年7月23日，国家卫生健康委员会办公厅公布了《国家卫生健康委员会关于持续做好抗菌药物临床应用管理工作的通知》，其中明确，二级以上综合医院按照规定设立感染性疾病科，医师未经本机构培训并考核合格，不得授予抗菌药物处方权。感染性疾病科的设置应纳入医院总体建设规划，其业务用房应根据功能需要合理安排布局。感染性疾病科内部应严格设置防护分区，严格区分人流、物流的清洁与污染路线流程，采取安全隔离措施，严防交叉污染和感染。感染性疾病科的各类功能用房应具备良好的灵活性和可扩展性，做到可分可合，能适应公共卫生医疗救治需要。应根据感染性疾病科业务工作要求配备经过专业培训合格的医、护、技工作人员依据国家和自治区有关法律法规和管理

规范，制定各级各类工作人员的工作职责，建立健全管理制度和工作制度。

## 二、感染性疾病科发热门诊设置、管理规定

（一）设置原则

1.医院发热门诊的设置应纳入医院总体建设规划，根据功能需要合理安排布局。

2.发热门诊内部应严格设置防护分区，严格区分人流、物流的清洁与污染路线流程，采取安全隔离措施，严防交叉污染和感染。

3.发热门诊的各类功能用房应具备良好的灵活性和可扩展性，做到可分可合，能适应公共卫生医疗救治需要。

4.在硬件设施无法满足需要时，应尽可能通过采取制度、流程、消毒隔离等其它方面的改进措施，以弥补硬件设施上的缺陷和不足，防止发生院内交叉污染和感染。

（二）总体卫生要求

1.选址：

（1）为防止交叉污染，发热门诊与其他建筑、公共场所应保持适当的间距。

（2）发热门诊应设置在医疗机构内独立区域。与普通门（急）诊相隔离。发热门诊应设有醒目的标志。

2.布局：

（1）发热门（急）诊与其他专用门诊应完全分隔，做到空气气流互不相通。发热门诊空调通风系统做到独立设置。

（2）发热病人的专用出入口和医务人员专用通道，发热门诊应增设清洁物品和污染物品的出入口；各出入口应设有醒目标志。

（3）发热门诊内应设有污染、半污染和清洁区，三区划分明确，相互无交叉，并有醒目标志。

（4）发热门诊应设有诊室、处置治疗室、留验观察室、医务人员更

衣室；每室必须独立。

（三）通风、排风

1. 呼吸道发热门诊内应尽量采用自然通风，自然通风不良的情况下，应安装足够的机械通风设施，进行强制排风。发热门诊业务用房应保持所有外窗可开启，室内空气保持流通。

2. 发热门诊的空调系统应独立设置，禁止使用下列空调系统：循环回风的空气空调系统；不设新风，不能开窗通风换气的水－空气空调系统；既不能开窗、又无新风、排风系统的空调系统；绝热加湿装置空调系统。设中央空调系统的，各区应独立设置；发热门诊设有全新风空调系统，不设空调系统的，应确保自然通风。

3. 使用中央空调的应调整气流方向，使气流从清洁区到半污染区、再到污染区，污染区域内应保持负压。每周对空调系统清洗消毒 1 ～ 2 次，对空调冷却水集中收集，消毒后排放。

（四）消毒

1. 发热门诊的污水、污物等废弃物应严格消毒，符合《医疗废物管理条例》《医疗卫生机构医疗废物管理办法》《医疗机构污水处理工程技术标准》《医疗机构消毒技术规范》等卫生法规、规范、标准的要求。

2. 发热门诊内应设置专用的消毒室。

3. 各业务用房必须安装紫外线灯，配备非手触式洗手装置、消毒箱、纱窗纱门、防虫防鼠等消毒隔离和卫生设施。

## 三、发热门诊具体设置标准

（一）人员

配置经过培训的 1 ～ 2 名取得执业医师资格的医师，3 名以上取得执业资格的护士，以保证 24 小时值班有效开展。

（二）设备

1. 基本设备。适量诊察床、诊察桌、诊察凳、观察床、听诊器、血压计、体温计、污物桶、一次性压舌板、处置台、一次性注射器、一次性输液器、纱布罐、方盘、药品柜、紫外线灯、灭菌消毒器材、福尔马林熏蒸消毒柜、手消毒设施、心电图机等。

2. 通信设施。工作间应有电话与外面联系，工作电话应对外公布。

（三）隔离消毒措施

1. 工作人员着装。医护人员着防护性工作服，戴工作帽、外科口罩、一次性手套，套一次性鞋套。

2. 污物桶内置一次性双层塑料袋，污物密封后在焚烧炉焚烧。

3. 工作环境内消毒包括：地面、空气、物体表面等参照卫生部传染性非典型肺炎和人感染高致病性禽流感消毒方法。推荐消毒剂：0.2%～0.5% 过氧乙酸、含氯消毒剂等。

4. 门诊出入口放置浸湿消毒脚垫，并定时喷洒消毒药液，保持有效消毒状态。

5. 听诊器、血压计等不易高温高压消毒器械，用后置于福尔马林熏蒸箱内消毒。

6. 保持室内通风。

7. 留验观察室床与床之间用屏风相对进行隔离。

8. 留验观察病人应谢绝亲属探视或采取保护措施后探视，以防传染。

（四）接诊要求

1. 医院门口和门诊大厅要设立醒目的发热门诊告示，其内容主要包括接诊范围、门诊方位、行走线路及注意事项等。

2. 导医人员负责为发热病人佩戴外科口罩，引入发热门诊就诊。

3. 严格执行《医疗机构传染病预检分诊管理办法》，医疗机构各科室的医师在接诊过程中，应当注意询问病人有关的流行病学史、职业史，结合病人的主诉、病史、症状和体征等对来诊的病人进行传染病的预检。经预检为传染病病人或者疑似传染病病人的，应当将病人分诊至感染性疾病科分诊点就诊，同时对接诊处采取必要的消毒措施。

4. 发热门诊的临床医生应对每一位就诊的发热病人进行初步的SARS、人禽流感等相关的流行病学调查；不能明确诊断者，留验观察，积极治疗。发现 SARS 或人禽流感可疑病人，应立即对病人进行隔离观察，并由院内专家组进行院内会诊。经院内会诊后仍认定为 SARS 预警病例、医学观察病例或人禽流感可疑病例，应迅速按规定报告疫情。

5.对呼吸道等特殊传染病病人或者疑似病人，医疗机构应当依法采取隔离或者控制传播措施，并按照规定对病人的陪同人员和其他密切接触人员采取医学观察和其他必要的预防措施。

6.医疗机构不具备传染病救治能力时，应当及时将病人转诊到具备救治能力的医疗机构诊疗，并将病历资料复印件转至相应的医疗机构。

7.转诊传染病病人或疑似传染病病人时，使用符合运送要求的专用车辆，并规范消毒。

8.医院的发热门诊按有关要求做好数据的统计。

（五）记录要求

1.发热门诊登记的项目应包括：姓名、性别、年龄、职业、家庭住址或现住址、联系电话（房东电话）、发病日期、初复诊日期、主要症状体征等。

2.问诊记录：有关的流行病学史、职业史，结合病人的主诉、病史、症状和体征。

3.采样、化验记录包括：登记的项目应包括：姓名、性别、年龄、职业、家庭住址或现住址、联系电话（房东电话）、14 岁以下儿童父母姓名及联系电话，发病日期、初复诊日期、主要症状体征等，送检时间、人员，化验结果记录。

4.疫情报告记录。

（六）规章制度

1.发热门诊实行 24 小时值班制。

2.落实首诊负责制，不准拒收。

3.发热门诊实行领导负责制。

4.医疗机构应当定期对医务人员进行传染病防治知识的培训，培训应当包括传染病防治的法律、法规以及传染病流行动态、诊断、治疗、预防、职业暴露的预防和处理等内容。

5. 发热门诊医务人员的自我保护工作制度。

6. 建立健全发热门诊各项规章制度和人员岗位责任制，并认真贯彻执行。

7. 医疗机构内部发热门诊管理部门每月至少一次，检查督导发热门诊工作，并有检查的记录备查，以规范发热门诊管理。

## 四、感染性疾病科肠道门诊设置、管理规定

（一）设置原则

门诊设置应纳入医院感染性疾病科建设规划，根据功能需要合理安排布局。肠道门诊内部应设置防护分区，流程合理，满足"一条龙"服务基本要求。采取安全隔离措施，严防环境污染和交叉感染。

（二）设置要求

1. 选址：

肠道门诊应设在医疗机构内相对独立的区域，与普通门（急）诊有一定距离，标识醒目，建筑规范，符合医院感染预防与控制的有关要求，并便于患者就诊。

2. 布局：

肠道门诊分设病人通道和医务人员专用通道，应设有清洁区、半污染区和污染区。清洁区包括医务人员值班室、更衣室、储藏室等；半污染区包括医务人员办公室、治疗室、护士站等；污染区包括挂号收费处、候诊区、诊室、隔离留观室、化验室、输液室、药房、专用厕所等。要求三区划分明确，并有醒目标志，三区之间应当有物理隔离屏障（如隔离门），做到相互无交叉，从挂号到发药实行"一条龙"操作。

3. 设施与人员配备：

（1）肠道门诊应合理配置诊疗桌椅、诊疗床、观察床、体温计、听诊器、血压计、固定或移动式紫外线灯、灭菌消毒器材等医疗设备，配备采样器材、样品保存液或增菌液等，各有病人专用登记本。

（2）门诊所有业务用房安装纱门纱窗等防蝇、防蚊设施，配备非手触式（肘式、脚踏式、感应式）洗手装置，配备痰盂、医疗废弃物收集箱等卫生设施。

（3）肠道门诊应当配备经过肠道传染病防治知识系统培训的急诊、内科、儿科执业医师、注册护士和检验人员，持证上岗。

（三）工作要求

1.病例登记：

所有就诊腹泻病例（包括初诊和复诊病例）必须登记，应按统一的肠道门诊登记表登记，规定项目必须填写完整。包括：姓名、性别、年龄、工作单位、职业、详细住址、发病日期、就诊日期、主要症状、体征、初诊印象、治疗方法等。对抢救治疗及留床观察的病人应另做详细病历记录。如遇外地病人，应登记原省市县详细住址，单位以及现时投宿店。必须防止因登记不详、字迹不清延误疫情处理。

2.采样检测：

对病人粪便进行细菌培养是发现病人的关键项目。对症状典型或流行病学指征明确的病人，应尽量做到逢泻必检，并严格执行操作规程，防止标本污染。

3.病人处置：

疑似病例由就诊单位负责隔离治疗，并应在 2 日内做出明确诊断。凡诊断不明确的重症腹泻病人，在排除霍乱前，应在肠道门诊隔离室或单独病房隔离治疗，严禁转院或送入普通病房。

4.疫情报告：

肠道门诊发现的各类法定传染病（包括丙类传染病）均需按要求填报传染病报告卡，并在规定的时限内，由医院疫情管理员通过国家疾病监测信息系统进行网络直报。

5.消毒与个人防护：

（1）肠道门诊污水排放应纳入医院的污水处理系统，医院污水排放时的总余氯不得低于 2mg/L。

（2）公用诊疗器械在腹泻病人使用后应及时消毒，医护人员要高度关注手部卫生，医院门诊厕所进行随时消毒，有专人负责肠道门诊的消毒，并做好消毒记录，具体消毒方法参见《肠道门诊消毒隔离措施要点》。诊疗过程中产生的医疗废物应根据《医疗废物管理条例》和《医疗卫生机构医疗废物管理办法》的有关规定进行处置和管理。

（3）严格执行标准预防，医务人员穿白大衣或倒背衣，佩戴外科口罩和帽子等接诊患者。需接触患者呕吐物、排泄物等污物时应戴手套；处理频繁呕吐患者时，建议在隔离衣外穿戴塑料围裙并戴眼罩。

6. 报表统计与上报：

每周做好腹泻病人统计，按规定向盘龙区疾病预防控制中心报告。

（四）管理要求

1. 肠道门诊应设置醒目的"工作流程示意图"和"病人就诊须知"，做好就诊引导和告知工作。

2. 肠道门诊开设期间，腹泻病人实行归口管理，肠道门诊不得拒收腹泻病人，其他医护人员和诊室不得诊治腹泻病例（未满14周岁的轻症腹泻病人可在儿科门诊就诊，儿科内应设置腹泻病专用诊室，并按肠道门诊要求做好登记、采样和隔离消毒措施）。

3. 建立健全病人登记制度、消毒隔离制度、疫情报告制度等各项规章制度和人员岗位责任制，并认真贯彻执行。医疗机构相关管理部门每月至少自查一次肠道门诊工作，并有检查的记录备查，以规范肠道门诊管理。

# 第三章　疑难病会诊与特需门诊工作管理与制度

## 第一节　疑难病会诊中心会诊制度

### 一、会诊对象

1. 一般情况下，门诊患者就诊 3 个专科或在一个专科就诊 3 次以上尚未明确诊断者。

2. 门诊患者所患疾病诊断较为明确，但病情涉及多学科、多系统、多器官，需要多个专科协同诊疗者。

### 二、会诊申请

1. 首诊科室接诊医生认为有必要进行会诊，在征得患者或其家属同意后，向门诊办公室提出申请，填写会诊预约单，患者或其家属持预约单到门诊办公室按规定办理相关手续。

2. 在就诊过程中的患者或陪同的家属认为只有专家会诊才能解决诊疗问题，患者或其家属也可直接向门诊办公室提出会诊要求。门诊办公室甄别后委托首诊科室或指定与疾病关系最密切的科室接诊医师填写会诊预约单，患者或其家属持预约单到门诊办公室办理相关手续。

3. 门诊办公室由专人负责疑难病例会诊工作。根据患者的病情及要求，负责确定会诊时间与会诊专家。

### 三、会诊要求

1. 本着一切以患者为中心的指导思想，结合医院具体情况，会诊应在接受申请后 3 日内完成。

2. 会诊专家即多学科专家组成员，因特殊情况该专家不能参加时，科主任指定有资质的人员参加。

3. 参加每例会诊的专家数量不得少于 3 名，且职称要求在副主任医师及以上。接到会诊通知后，专家必须在约定的时间参加会诊。

4. 会诊患者必须携带门诊病历、检查报告、检验结果等全部资料如约提前抵达会诊地点，等候会诊专家传唤问诊与体查。

### 四、会诊流程

1. 疑难病会诊中心主任或专干主持。

2. 首诊专科医师报告病例与诊查经过，提出会诊目的。

3. 患者进入会诊现场，回答专家的提问，如实表述病史，接受专家体格检查。

4. 专家集中讨论，患者及其家属回避。

5. 讨论结束后，会诊组需对患者的诊断、治疗计划或医嘱出具书面意见，一式两份，一份交给患者，一份留存疑难病会诊中心。

6. 会诊完毕，由主会诊专家将会诊意见转告患者，并解答患者提出的问题。做好保护性医疗。

### 五、会诊追踪

1. 疑难病会诊中心对会诊后患者的去向、治疗效果进行追踪了解，对患者或其家属进行电话随访，收集患者或其家属对会诊工作的反馈意见。

2. 疑难病会诊中心定期总结会诊工作，及时发现和改进工作中存在的不足，提高会诊质量。

# 第二节　特需门诊工作制度

1. 在科主任的领导下，全面开展各项工作。

2. 严格执行医院各项规章制度，优化门诊服务流程，方便患者就诊。

3. 统一着装，态度和蔼，文明用语、团结协作。

4. 提前 10 分钟到岗，为患者提供主动、热情、周到的优质服务。

5. 保持良好的就医环境，树立良好的服务理念，为患者提供优质、细致的诊疗服务及诊后服务。

6. 认真做好各项登记工作，发现不良事件及时上报。

7. 做好健康教育、消毒隔离、疫情报告等工作。

8. 指导患者二次就诊。

9. 每月对工作情况进行汇总、分析，持续改进。

# 第三节　特需门诊管理制度

1. 具备主任医师专业技术职务资格，经医院专家委员会批准后，方可承担专家特需门诊工作，由门诊办公室统一安排出诊时间并予以公示。

2. 按时出诊，不得迟到、早退。严格执行"首诊负责制"，接诊要做到优质服务，对患者认真负责、检查耐心细致，严禁推诿患者，做到合理检查、合理治疗、合理用药。检查、检验报告结果出来及时与专家联系安排就诊，确保医疗质量和安全。

3. 严格执行《门诊医生出诊管理规定》及《传染病疫情报告管理制度》，做好电子病历记录和传染病报告工作。

4. 各专家原则上不能停诊，不能随意更换出诊时间，不得中途随意停诊。如因故不能按时应诊，必须提前一周通知门诊办公室停诊或更换出诊时间，出诊医师未按规定办理者每次扣 1000 元。特殊及紧急情况例外。

5. 若有专家自愿退出特需门诊的，需提出书面申请说明原因，并提前两周报医务部、门诊办公室。

6. 若不按规定执行者，按本院《门诊医生出诊管理规定》及相关规定酌情惩处。

7. 按规定出诊者严格执行《关于调整特需门诊绩效激励金额的通知》给予奖励。

# 第四节　MDT 门诊管理制度

多学科协作诊疗（MDT）是基于循证医学的新型诊疗模式，根据患者病情需求，集中、交叉、整合多种学科，通过会诊专家团队与患者及家属面对面交流，综合考虑患者病情、经济情况及心理承受能力等多方面因素，形成相对统 1. 科学、规范的诊疗意见，实现各科资源最大化整合，提高诊治质量，使患者获得个体化治疗与最佳疗效。为持续改善患者就医体验，让患者只需要挂一次号，便能实现由多个科室专家集体看诊，为患者提供全方位、专业化、个体化的治疗方案。结合医院实际，特制订多学科联合门诊（以下简称 MDT 门诊）工作方案，具体如下：

## 一、MDT 门诊诊疗范围

初期主要以肿瘤规范化治疗及医院特色亚专业诊疗项目为主，包括但不限于：

1. 肺癌、胃癌、肝癌、结直肠癌、宫颈癌、乳腺癌等发病率较高的早期癌症筛查、诊治；

2. 诊断不明确或遇复发转移、局部晚期、多线治疗后疗效不佳的癌症诊治；

3.肺结节、甲状腺结节、内分泌代谢性疾病（极度消瘦／重度肥胖／生长发育异常）等特色专业综合诊治；

4.病情复杂，首诊医生认为需要进行 MDT 门诊的其他疾病。

## 二、MDT 门诊团队申请流程及要求

1.MDT 门诊出诊医师要求副高及以上职称（医技科室可放宽至高年资主治医师），近三年内无责任医疗纠纷。

2.MDT 门诊团队根据诊疗项目由发起申请医师自由组建，申请医师即为首席专家。团队需包含内系、外系、医技等不同领域、不同科室医师（一般 ≤ 8 人，至少涉及三个及以上不同科室），各团队配备秘书 1 人（可为住院医师或研究生）。

3.各 MDT 门诊团队需经门诊部、医务部审批后方可成立（详见《MDT 门诊号别开通／调整申请审批表》）。每个诊疗专业仅限设立一个团队，有多个团队申请时按照团队成员门诊量大小进行选择。

4.门诊部对各申请设立的 MDT 门诊团队制定考核及退出管理办法。根据各 MDT 门诊团队门诊量大小优先选择出诊时间及诊室，对于申请设立后三个月无就诊患者的 MDT 团队实行退出机制，退出后相关诊疗专业可由其他符合资质的医师重新申请组建。

## 三、MDT 门诊申请及就诊流程

（一）患者申请示意图如下：

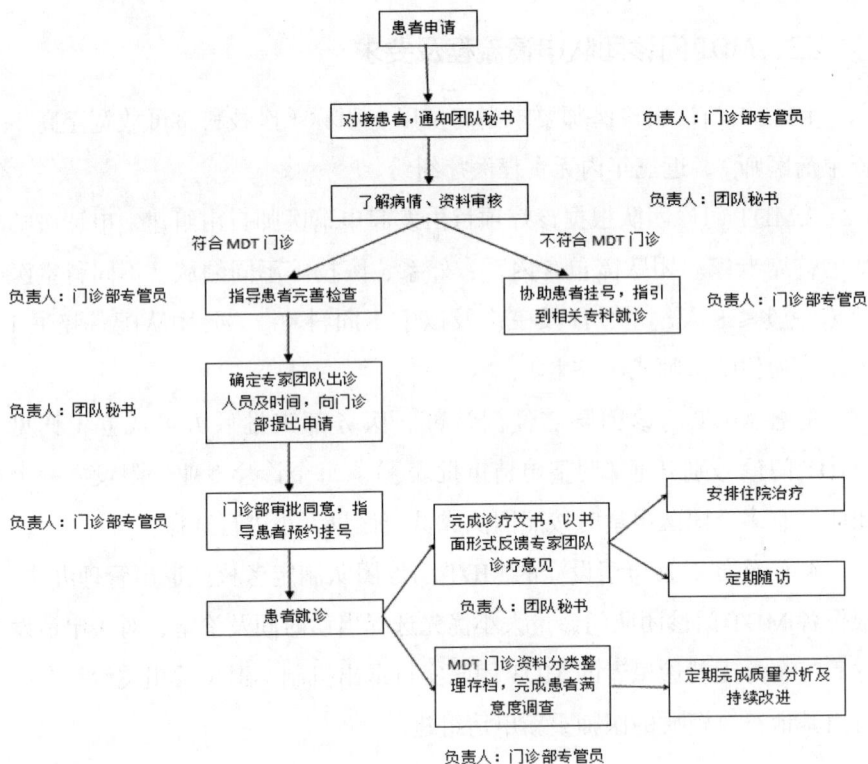

图 3-4　患者申请 MDT 门诊及就诊流程示意图

（二）医生申请示意图如下：

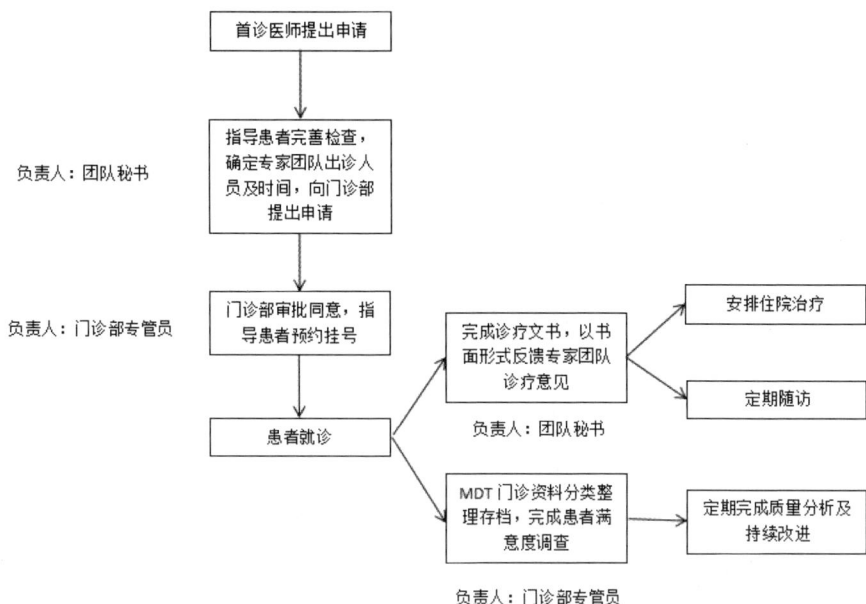

图 3-5 医生申请 MDT 门诊示意图

## 四、MDT 门诊出诊安排及各岗位职责

（一）出诊时间

根据诊室使用情况、各团队就诊人数和出诊医师时间灵活安排，尽量调整时间使就诊人员相对集中，确保资源使用效率最大化。

（二）岗位职责

MDT 门诊工作正常运转需不同岗位人员密切配合，主要包括：

1. 首席专家（团队发起人）工作职责：

（1）组建 MDT 团队；

（2）主持 MDT 门诊，综合专家组意见，根据诊疗情况拟定治疗意见并与患者沟通确定治疗方案；

（3）出具 MDT 门诊专家意见书并签名。

2. 团队出诊专家工作职责：

（1）积极参与团队 MDT 门诊；

（2）认真了解并详细询问患者病史，结合自己专业方向给出诊疗意见；

（3）出具 MDT 门诊专家意见书并签名。

3. 团队秘书工作职责：

（1）MDT 门诊申请患者初筛；

（2）整理患者病史及资料，汇报 MDT 团队专家；

（3）协调专家出诊时间，完成 MDT 门诊出诊期间各类医疗文书撰写及开具检验检查申请单和处方；

（4）定期随访患者，建立长期患者健康教育服务；

（5）加强与门诊部专管员沟通协调，确保 MDT 门诊流程顺畅。

4. 门诊部专管员工作职责：

（1）做好疫情防控和预检分诊相关工作；

（2）指导患者预约挂号，协助完成相关检验检查；

（3）完成 MDT 门诊申请审批，与团队秘书加强沟通，协调安排出诊时间及诊室；

（4）分类收集整理所有就诊患者资料；

（5）完成患者满意度调查；

（6）定期完成工作量统计分析和 MDT 门诊质量分析，定期总结，持续改进。

# 第五节　多学科会诊医师规定

为优化医疗服务，简化环节，提高工作效率，缩短患者等候时间，满足患者因疑难疾病而涉及多学科会诊的需求，特制定本制度。

1. 各科室主任为第一责任人。

2. 每天出诊的专家为第二责任人，详见专家门诊出诊一览表。

3. 凡急危重症患者进入急诊绿色通道。

4. 门诊办公室全面负责多学科会诊中心协调事宜，各科室必须积极配合，科室专家服从工作安排。

5. 认真执行诊疗常规，随时了解患者的思想、生活情况，给予患者最适合的诊疗方案。

6. 会诊结束后完成会诊结论的书写。

# 第四章　门诊医生出诊管理规定

## 第一节　门诊缩短患者等候时间措施

门诊部为提高工作效率，缩短患者等候时间，提升患者就医体验，为患者提供更加优质、高效的医疗服务，特制定以下措施：

1. 推广预约挂号服务，鼓励患者提前预约，减少现场排队等候时间。

2. 优化就诊流程，标识清楚，避免患者无序流动。

3. 增加医疗资源配置，提高诊疗效率，缩短患者检查等待时间。

4. 所有部门根据患者高峰时间段，采取弹性排班。

5. 加强患者教育，通过网络、电子显示屏等方式，引导患者合理安排就诊时间，避免高峰期集中就诊；引导患者使用智能设备，缩短患者等待时间。

6. 加强医疗团队建设，提高医生工作效率。通过培训、考核等方式，提升医生诊疗水平和服务质量，缩短患者就诊时间。

7. 建立患者满意度调查机制，定期收集患者反馈意见，针对问题进行改进，不断提高门诊服务质量，缩短患者等候时间。

## 第二节　门诊高峰期工作预案

门诊高峰期，在保证正常的医疗就诊秩序的情况下，积极为患者提供良好的医疗服务。具体措施如下：

1.实行弹性排班制。在患者就诊的高峰时段,合理安排工作,减少医务人员休假和外出开会。

2.患者服务中心人员上午不得请假,收费挂号窗口全开放,10:00前采血窗口全部开放,增派导医维持秩序,有序疏导患者就诊、缴费、检查、治疗。

4.各科室根据门诊量增加医生出诊次数及门诊接诊量。

5.分析疫情,避免交叉感染。医院根据夏季疾病特别是传染病的发病特点,加强了发热预检分诊工作,调配技术骨干力量,加大各种传染病的筛查和诊治,同时,防止院内交叉感染。

6.有需求的科室开放中午门诊及夜间门诊。

# 第三节 门诊日志管理规定

1.门诊医师需按规定进行门诊日志登记,填写规范,不得有空项、漏项。

2.登记数与挂号数符合率达100%。

3.各科室疫情管理员应定期对本科室的门诊日志进行自查,并负责汇总,每月交疾控科审核。

4.疾控科负责全院门诊日志月查工作,按规定审核后归档,保存五年。

5.日志中涉及患者隐私的内容,不得给他人查看,注意保密。

# 第四节 慢病门诊医生的管理规定

1.在院领导和科主任的指导下,负责本部门的医疗管理工作。

2.严格执行医保各项方针政策。

3. 按医院的规定进行危急值报告及传染病报告。

4. 按时出诊，严格执行首诊负责制，保护患者隐私。

5. 礼貌用语，做好与患者的沟通交流。

6. 积极完成医院各项指令性任务。

7. 遵守劳动纪律，提前 10 分钟到岗，严守工作岗位，为患者提供耐心细致的服务，不准发生冷、硬、顶、推现象，不准和患者吵架。对被投诉 3 次者，经查确实是医生的责任，暂停该医生出诊。

# 第五节　预约号源管理分配的规定

为方便患者就医，缩短患者就医等候时间，使预约挂号工作顺利进行，对门诊预约挂号号源作如下规定。

1. 门诊各科室号源 100% 开放。

2. 现场预约与网络预约共用号源池。

3. 特殊情况报门诊办公室协调处理。

# 第六节　退休返聘医师出诊管理规定

为进一步加强门诊管理，保护退休返聘出诊医师的合法权益，规范诊疗秩序，改善患者就诊感受，特做如下规定：

1. 退休返聘医师按照《返聘医师出诊申请流程》办理出诊。

2. 严格执行《门诊医生出诊管理规定》及《传染病疫情报告管理制度》，做好门诊日志登记和传染病报告工作。

3. 出诊医师原则上每人每周安排 1 ～ 2 次，具体时间以科室安排的为准，任何人不得随意增加、减少和改动。

4. 遵守劳动纪律，提前 10 分钟做好开诊前准备，不得提前下班。

5. 严格执行首诊负责制，不得以任何借口推诿患者。

6. 严格执行病历和处方书写制度，合理检查，合理治疗，合理收费。

# 第七节　精神科门诊应激突发事件管理制度

精神科门诊作为医疗机构中专门处理精神卫生问题的场所，面临着多种可能的应急突发事件。为了保障患者的安全，提高医疗服务质量，确保在突发事件发生时能够迅速、有效地应对特制定以下管理制度。

## 一、应急突发事件分类

精神科门诊常见的应急突发事件主要包括：患者突然发病、暴力行为、自残行为、逃跑行为、意外伤害等。

## 二、处理原则

1. 安全第一：在处理应急突发事件时，首先要确保患者和医务人员的安全。

2. 快速反应：在事件发生后，应立即启动应急预案，迅速组织力量进行处理。

3. 有效沟通：保持与患者及其家属的沟通，及时传达信息，争取理解和支持。

4. 合理分工：明确各岗位的职责，确保人员配备充足，形成高效的工作团队。

## 三、处理流程

1. 报告与记录：发现应急突发事件后，应立即向门诊部主任或安全保卫科报告，并详细记录事件经过。

2. 启动应急预案：门诊主任或安全保卫科根据事件性质，启动相应的应急预案。

3. 组织力量：调动门诊内部及外部资源，组织专业人员进行现场处理。

4. 紧急处理：根据事件具体情况，采取必要的紧急处理措施，如隔离患者、控制局面等。

5. 后续处理：事件处理后，要做好患者安抚、家属沟通、善后工作等。

## 四、责任分工

1. 门诊主任：负责全面协调门诊应急突发事件的处理工作，确保各项措施得到有效执行。

2. 安全保卫科：负责现场应急处理，根据事件性质采取相应措施，保障患者安全。

3. 护士团队：协助医生进行现场处理，做好患者安抚和家属沟通工作。

4. 安保人员：负责维护门诊秩序，控制局面，防止事态恶化。

## 五、培训与演练

为提高应对突发事件的能力，精神科门诊应定期组织相关人员进行应急处理培训与演练。通过模拟真实场景，让参与人员熟悉应急处理流程，提高实际操作能力。同时，通过演练发现存在的问题和不足，及时进行调整和完善。

# 第八节　精神科门诊医疗文书管理制度

1. 门诊病历作为法律文书，出诊医师应根据现行标准认真书写。

2. 门诊病历书写要求字迹清楚、整洁，不得删改，文字通顺，内容完整。

3. 门诊病历封面内容要逐项认真填写，每次就诊均应填写就诊日期。

4. 初诊病人病历中应包含五项内容：主诉、病史、体检、初步诊断、处理意见和医师签名。其中：①病史应包括现病史、既往史，以及与疾病有关的个人史、婚姻、月经、生育史，家族史等。②体检应记录主要阳性体征和有鉴别诊断意义的阴性体征。③初步确定的或可能性最大的疾病诊断名称分行列出，尽量避免用待查、待诊等字样。④处理意见应分行列举所用药物及特种治疗方法，进一步检查的项目，生活注意事项，休息方式及期限；必要时记录预约门诊日期及随访要求等。

5. 复诊病人应重点记述前次就诊后各项诊疗结果和病情演变情况；体检时可有所侧重，对上次的阳性发现应重复检查，并注意新发现的体征；补充必要的辅助检查及特殊检查。三次不能确诊的患者，接诊医师应请上级医师诊视。与上次不同的疾病，一律按初诊病人书写门诊病历。

6. 请求其他科会诊时，应将请求会诊目的、要求及本科初步意见在病历上填清楚。

7. 被邀请的会诊医师应在请示会诊病历上填写检查所见、诊断和处理意见。

8. 门诊病人需要住院检查和治疗时，由医师填写住院证。

9. 门诊医师对转诊的病员应负责填写病历摘要。

10. 法定传染病应注明疫情报告情况。

# 第九节　精神科门诊医师出诊管理制度

1. 精神科医师要严格执行国家及各级卫生行政部门颁布制定的医疗管理、医护技术操作等各项法律、法规，严格执行关于精神卫生工作的法律、法规。

2. 配备具有精神卫生专业执业资格的医师，开展精神疾病的科学诊断、有效治疗和积极康复工作。严格执行有关麻醉、精神类药品的使用管理规定。

3. 接待门诊病人要严格执行首诊负责制，对本科疾病认真诊治，对他科疾病，要为患者联系好相关科室。

4. 接待门诊病人态度要热情、耐心，禁止与病人发生争吵。

5. 在接诊病人时，要详细采集病史，认真细致地检查病人，并按照需要进行相关辅助检查，作出明确诊断。门诊接诊特别要注意识别颅内感染（如脑炎、狂犬病等）、脑血管疾病、脑变性疾病、癫痫等中枢神经系统疾病所致精神障碍，严重内脏器官疾病、内分泌疾病、营养代谢疾病等躯体疾病所致精神障碍，以及各种精神活性物质或非成瘾物质所致精神障碍。

6. 对诊断不明确的或经治疗疗效不佳的病例，必要时请上级医师查看，或请其他当班医师共同讨论。

7. 门诊治疗本着"安全、有效"的原则，应严格遵照相关诊疗规范，治疗方案应向家属或患者告知。门诊治疗应选用不良反应少、患者易掌握用法的药物，禁止大剂量用药，要详细向患者交代治疗期间的注意事项，首诊病人和复诊病人都应交代相关复查事宜，并在门诊病历中记录。

8. 对病情较重、不宜门诊治疗的患者，应收入院治疗，如患者或家属不同意住院，应交代院外的风险，并在门诊病历中记录。

9. 门诊处方严格按照相关处方管理规定，特别是第二类精神药品的处方管理。

10.门诊医师应按要求书写门诊病历，并遵照传染病、医院感染等相关规定填写门诊就诊登记本。

11.门诊医师应注意保证患者（特别是有冲动行为的患者）就诊期间的安全，也要注意自身安全，接诊有冲动行为的患者时，可请其他当班工作人员在场，作好必要的防范。

# 第十节　精神科门诊转诊制度

## 一、转诊类型

通常采用双向转诊制度，分为上转和下转。

上转：由基层或非精神专科医院转至精神专科医疗机构；

下转：由精神专科医疗机构转至基层社区或精神门诊等。

## 二、转诊对象

就诊过程中已明确或考虑为重性精神疾病的患者。

## 三、转诊指征

上转指征：①各类精神疾病的急性发作期，存在明显肇事肇祸风险，如严重的幻觉、妄想、躁动，兴奋及思维紊乱者，有暴力倾向或明显自杀自伤行为，或疑似精神疾病诊断不明者；②在家维持效果不好，病情复发或加重的患者；③家庭无力监管的患者；④家属或患者要求住院治疗的患者。

下转指征：①诊断明确，仅需门诊治疗不需住院或病情稳定的患者；②医院住院治疗后，需社区随访，教导康复的患者；③主要精神症状得到控制，允许加入社区康复或职业康复训练的康复者。

## 四、工作要求

1. 坚持知情同意，充分尊重患者及家属的知情选择权；

2. 对转诊不配合患者，尽量争取家属的支持，必要时可与患者社区及街道工作人员联系，辅助转诊；

3. 患者存在冲动伤人，肇事肇祸等风险时可联系辖区内派出所辅助转诊，或联系专科医院急诊科。

# 第十一节　精神科门诊安全管理制度

为了确保患者在接受精神健康治疗时的安全而制定以下规定。

1. 患者评估与分类：对每位患者进行初步评估，根据其病情严重程度进行分类，以便提供相应级别的护理和监护。

2. 风险评估与管理：对患者进行风险评估，包括自杀风险、暴力风险、逃跑风险等。根据评估结果，制定相应的风险管理措施，如加强巡视、限制活动范围等。

3. 患者监护与陪同：对病情严重的患者，应安排专人进行 24 小时监护，防止患者发生意外。对于需要外出检查或治疗的患者，应安排专人陪同，确保患者安全。

4. 物品管理：对诊区内的危险物品进行严格管理，如刀具、剪刀、绳子等。这些物品应放置在患者无法触及的地方，并定期进行安全检查。

5. 应急预案：制定完善的应急预案，包括火灾、地震等突发事件的处理流程。定期组织演练，提高员工的应急处理能力。

6. 患者教育与指导：对患者及其家属进行安全教育和指导，让他们了解病情和注意事项，提高自我保护和应对能力。

7. 保密与隐私保护：对患者的个人信息和病情进行保密，尊重患者的隐私权。未经患者同意，不得随意泄露患者的个人信息。

# 第五章  门诊管理相关流程、应急预案

## 第一节  门诊突发事件应急措施

根据医院门诊突发事件应急预案制定本制度。

1.门诊突发事件是指：电梯故障应急预案、防跌倒应急预案、高危患者、病情发生变化患者的应急预案、猝死的应急预案、消防安全应急预案、门诊计算机系统故障应急预案、门诊单个诊室候诊患者超 40 人的应急预案，泛水的应急预案。

2. 当发生上述所列突发事件时，门诊部工作人员必须于第一时间到达现场，进行甄别，根据事件的性质，涉及的人员数量，所需调用医疗救治和防护设备、药品、医疗器械等物资的情况向总指挥提出启动本预案的建议，由主任宣布本预案的启动。

3. 处置突发事件过程中，坚持以患者为中心，实行先救治，后付费。实行首问负责制。

4. 人员准备：门诊办公室进行人员排班，建立有效的通讯网络，随时准备应对突发事件。

5.门诊突发事件的报告：门诊各科室对突发事件必须立即据实报告，不得隐瞒、谎报、迟报，门诊部根据迅速向分管院领导汇报。突发事件应急预案启动后，各责任科室人员必须时刻坚守岗位，并准备后备梯队人员，服从医院突发事件应急指挥部的统一安排。

# 第二节　门诊行动不便患者就诊流程

门诊行动不便患者就诊流程示意图如下：

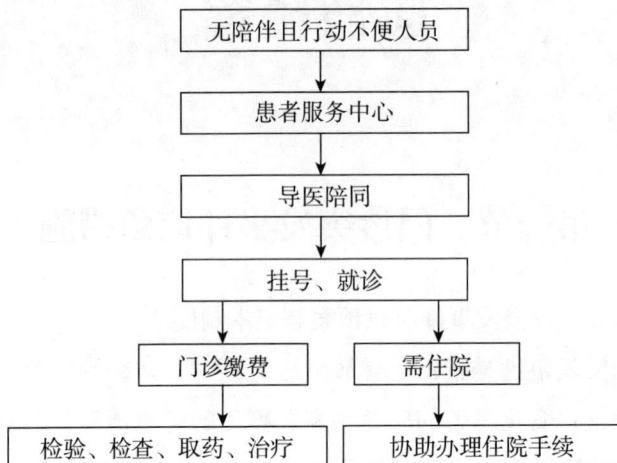

```
┌─────────────────────┐
│  无陪伴且行动不便人员  │
└─────────────────────┘
          │
          ▼
┌─────────────────────┐
│      患者服务中心      │
└─────────────────────┘
          │
          ▼
┌─────────────────────┐
│       导医陪同        │
└─────────────────────┘
          │
          ▼
┌─────────────────────┐
│      挂号、就诊       │
└─────────────────────┘
     │            │
     ▼            ▼
┌─────────┐  ┌─────────┐
│ 门诊缴费 │  │  需住院  │
└─────────┘  └─────────┘
     │            │
     ▼            ▼
┌──────────────┐ ┌──────────────┐
│检验、检查、取药、治疗│ │ 协助办理住院手续 │
└──────────────┘ └──────────────┘
```

**图 3-6　门诊行动不便患者就诊流程示意图**

# 第三节　门诊部高危患者、病情发生变化患者的应急预案

## 一、防范预案

1.遵守医院规章制度，注意观察病人情况，及时发现病情变化。

2.急救药品及物品保持完好，做到"五定一及时"。

## 二、应急处理

1.空腹患者如出现头昏、冷汗、无力等低血糖反应时，分诊护士立即嘱其平卧，科室医生协助处理，通知急诊科同时报告门诊办公室。严密观察生命体征，必要时护送患者到急诊科治疗。

2. 各楼层候诊患者出现病情突变时，分诊护士应提前安排就诊并积极做好其他候诊患者的解释工作。必要时联系送急诊科就诊。

3. 如病情较重者，分诊护士应积极配合相关科室医生对患者实施紧急救治，如立即给以吸氧，密切观察患者神志及生命体征变化，报告门诊办公室快速用轮椅、平车将患者送至急诊科就诊。

4. 病情特别危重者，分诊护士立即通知急诊科出诊抢救并报告门诊办公室，同时还应积极采取措施进行救治。

5. 上报不良事件。

## 三、高危患者、病情发生变化患者的应急流程

高危患者、病情发生变化患者的应急流程图如下：

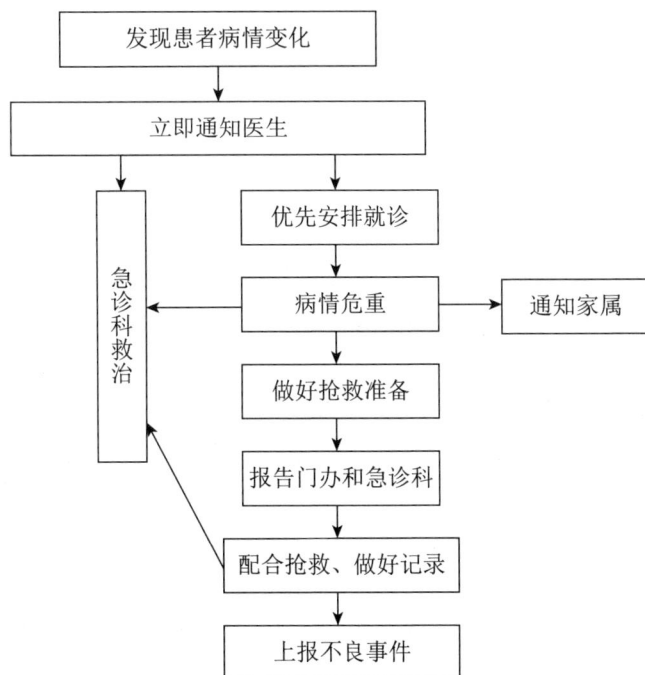

图 3-7　高危患者、病情发生变化患者的应急流程图

# 第四节　门诊急危重患者优先处置流程

## 一、目的

门诊急危重患者优先处置的制度旨在保障急危重患者在门诊中能够得到迅速、优先的救治，不仅可以减少患者的痛苦和死亡率，还能提升公众对医疗体系的信任和满意度。

## 二、适用范围

该制度适用于门诊各科室接待的所有急危重患者。

## 三、优先处置原则

1. 优先救治急危重患者：医务人员在日常工作中始终保持对急危重患者的关注和优先处理。

2. 快速反应，确保及时救治：门诊各科室有应急预案，确保在接收到急危重患者后能够迅速做出反应，进行及时的救治。

3. 团队协作：各科室之间紧密合作，共同救治患者。

4. 信息共享：减少信息的延误和错误，提高救治效率。

## 四、具体措施

1. 设立急危重患者绿色通道，为患者提供快速、便捷的医疗服务。

2. 急诊科作为门诊的重要组成部分，应承担起急危重患者的救治任务。

3. 门诊各科室的医务人员熟悉相关的应急预案掌握急危重患者的救治流程和操作规范。

4. 通过建立电子病历系统、使用统一的医疗信息系统等方式，加强患者信息沟通，确保信息准确传递。

5.定期对医务人员进行急救知识和技能的培训与教育，提升医务人员在面对急危重患者时的应对能力和救治效果。

### 五、上报不良事件

为了持续改进门诊急危重患者优先处置的制度，门诊应建立不良事件上报机制。当发生与急危重患者救治相关的不良事件时，医务人员应及时上报，并进行分析和改进。这有助于发现制度中存在的问题和不足，并采取相应措施加以改进和完善。

# 第五节 门诊单个诊室候诊患者超 40 人的 应急预案

### 一、防范预案

1.实施分时段预约就诊。

2.出诊医师严格遵守"门诊医生出诊管理规定"，按时出诊。

3.特殊情况下，严格遵守"门诊替代制度"，确保门诊正常开诊。

### 二、应急处理

1.与出诊科室主任协调，调派医生支援门诊，给予人力保障。

2.增加诊室，有序分流患者。

3.增派导医、保安、志愿者维护秩序，帮助分流患者，维持就医秩序。

### 三、应急流程

门诊单个诊室候诊病人超 40 人应急流程示意图如下：

```
┌─────────────────────────────────┐
│   门诊单个诊室候诊病人超40人      │
└─────────────────────────────────┘
                │
                ▼
┌─────────────────────────────────┐
│   分诊护士报告门办启动应急预案    │
└─────────────────────────────────┘
                │
                ▼
┌─────────────────────────────────┐
│      门诊办公室协调各科室         │
└─────────────────────────────────┘
      │            │            │
      ▼            ▼            ▼
┌──────────┐ ┌──────────┐ ┌──────────────┐
│调派医生支援│ │ 增加诊室 │ │增派人员维持秩序│
└──────────┘ └──────────┘ └──────────────┘
```

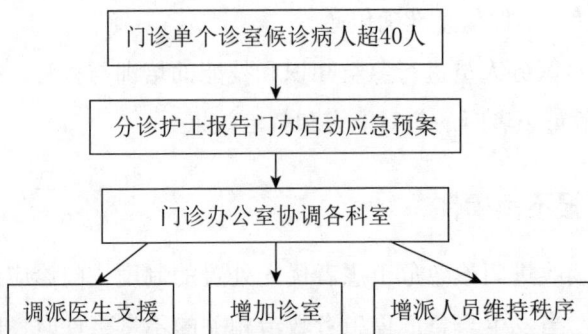

图 3-8  门诊单个诊室候诊病人超 40 人应急流程示意图

# 第六节  门诊危急值处置流程

## 一、门诊危急值处置流程

门诊危急值处置流程示意图如下：

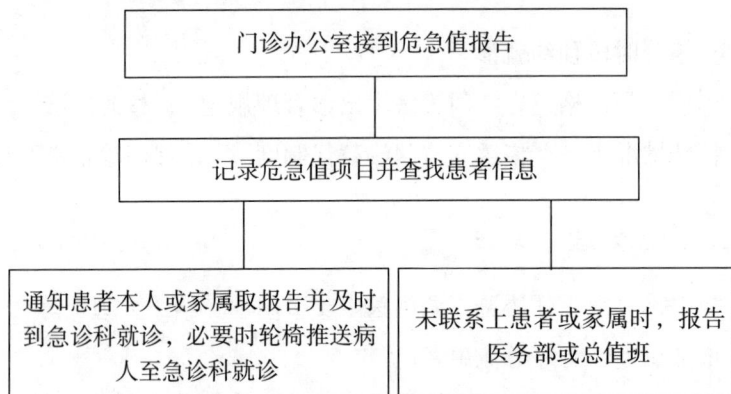

```
┌─────────────────────────────────┐
│      门诊办公室接到危急值报告      │
└─────────────────────────────────┘
                │
                ▼
┌─────────────────────────────────┐
│      记录危急值项目并查找患者信息   │
└─────────────────────────────────┘
      │                        │
      ▼                        ▼
┌───────────────────┐  ┌───────────────────┐
│通知患者本人或家属取  │  │未联系上患者或家属时，│
│报告并及时到急诊科就  │  │报告医务部或总值班    │
│诊，必要时轮椅推送病  │  │                   │
│人至急诊科就诊        │  │                   │
└───────────────────┘  └───────────────────┘
```

图 3-9  门诊危急值处置流程示意图

# 第七节　猝死的应急预案与处置流程

## 一、防范预案

1. 严格遵守医院及科室各项规章制度，坚守岗位，定时巡视患者，及早发现病情变化，尽快采取抢救措施。

2. 急救物品做到"五定一及时"，同时检查急救物品性能完好率达到100%，急用时可随时投入使用。

3. 医护人员应熟练掌握心肺复苏流程，常用急救仪器性能、使用方法注意事项。仪器及时充电，防止电能耗竭。

## 二、应急处理

1. 发现患者猝死，应迅速做出准确判断，第一发现者不要离开患者，应立即进行心脏按压、人工呼吸等急救措施同时请旁边的患者或家属帮助呼叫其他医务人员并通知急诊科、门诊办公室。

2. 增援人员到达后，立即根据患者情况，依据心肺复苏抢救程序配合医生采取各项抢救措施。

3. 参加抢救的各位人员应注意互相密切配合，有条不紊，严格查对，及时做好各项记录，并认真做好与家属的沟通、安慰等心理护理工作。

4. 上报不良事件。

## 三、处理流程

猝死的处理流程如下：

```
┌─────────────────────────┐
│      发现猝死立即急救       │
└─────────────────────────┘
            │
            ▼
┌─────────────────────────┐
│   通知急诊科/门诊办公室    │
└─────────────────────────┘
            │
            ▼
┌─────────────────────────┐
│    配合急诊科抢救、记录    │
└─────────────────────────┘
       │              │
       ▼              ▼
┌──────────────┐  ┌──────────────┐
│ 送急诊科继续救治 │  │ 联系家属告知情况 │
└──────────────┘  └──────────────┘
       │
       ▼
┌──────────────┐
│  报告不良事件   │
└──────────────┘
```

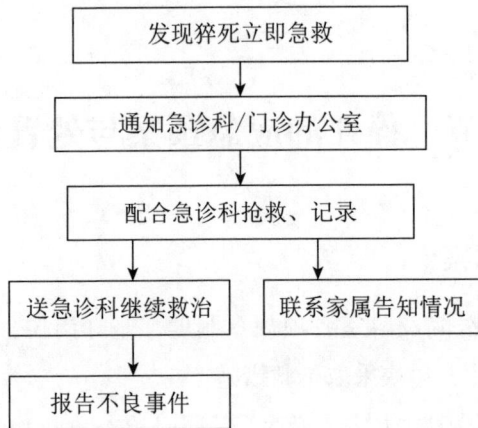

图 3-10　猝死的处理流程示意图

# 第八节　泛水的应急预案与处置流程

## 一、防范措施

1.用水后立即关闭水龙头，尤其停水后。

2.下班前应认真检查水龙头关闭情况。

3.发现供水系统有故障，应立即报告技工间及时修理。

## 二、应急处理

1.发现泛水后立即关闭总阀，查找原因。如能自行解决的，可立即处理，如不能解决的立即通知技工间。

2.协助维修人员及清洁人员及时清扫地面、处理污水。

3.放置警示牌，疏导、分流患者及工作人员到安全区域，提醒行走时注意安全，防止跌倒不良事件发生。

## 三、应急流程

泛水的应急流程示意图如下：

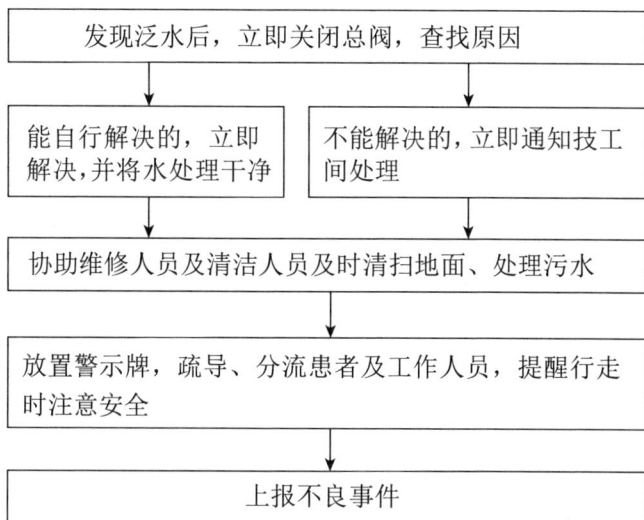

```
┌─────────────────────────────────────────────────┐
│        发现泛水后，立即关闭总阀，查找原因            │
└─────────────────────────────────────────────────┘
        │                           │
        ▼                           ▼
┌──────────────────────┐  ┌──────────────────────┐
│ 能自行解决的，立即      │  │ 不能解决的，立即通知技工 │
│ 解决，并将水处理干净    │  │ 间处理                 │
└──────────────────────┘  └──────────────────────┘
        │                           │
        ▼                           ▼
┌─────────────────────────────────────────────────┐
│     协助维修人员及清洁人员及时清扫地面、处理污水      │
└─────────────────────────────────────────────────┘
                      │
                      ▼
┌─────────────────────────────────────────────────┐
│  放置警示牌，疏导、分流患者及工作人员，提醒行走        │
│  时注意安全                                        │
└─────────────────────────────────────────────────┘
                      │
                      ▼
┌─────────────────────────────────────────────────┐
│                上报不良事件                        │
└─────────────────────────────────────────────────┘
```

图 3-11　泛水的应急流程示意图

# 第九节　门诊部消防安全应急预案与处置流程

为贯彻落实《中华人民共和国消防法》"预防为主、防消结合"的消防安全工作方针，规范火灾事故应急救援的组织实施，保证灭火救援工作顺利有序进行，最大限度地减少人员伤亡和财产损失，保障患者的生命安全及财产安全，切实加强职工的消防安全防范意识，增强自救能力，结合本部门实际情况，制定消防安全应急预案如下：

## 一、应急流程

当门诊发生火情应急事件时，科主任为最高负责人，担任现场指挥，调度各小组进行火情处置。

1. 火情报警：发现火情人员，负责实时火情报警和初起火情扑救。

2. 灭火组：各诊区出诊医生，负责初起火情的扑救及火势的控制。

3. 疏散组：各诊区分诊护士，负责组织人员的疏散逃生，正确指引疏散方向。

4. 搜救组：患者服务中心工作人员，负责未着火区域所有房间逐一排查，引导被困人员疏散。

5. 医疗救护组：自助机值守人员，负责危重患者转移和疏散集中点患者救治工作。

6. 物资组：门诊办公室工作人员，负责应急物资及医疗急救物资转运。

## 二、工作职责

1. 第一时间拨打报警电话（119），扑救初起火情。

2. 熟知本部门的安全出口、疏散通道、消防设施、器材的位置，熟练掌握消防设施、器材的使用。

3. 在最短时间内到达起火地点，迅速扑灭初起火情并控制火势蔓延。

4. 发生火情时，组织人员疏散，根据火情发生的区域明确疏散路线。

5. 防止疏散过程中患者及家属出现惊恐和骚乱，确保快速有序疏散。

6. 提醒被困人员，利用毛巾、衣物等捂口鼻低姿快行。

7. 及时报告工作情况及不良事件，包括：时间、地点、事件大概、措施等内容。

## 三、注意事项

1. 发生火情时组织人员从疏散楼梯疏散，不能乘坐电梯。

2. 疏散组将人员疏散到相应集中点，进行人员的统计报告。

3. 灭火组、搜救组在消防部门到达后移交并迅速撤离现场。

4. 火情扑灭后，应保护好现场，未经公安消防机构允许，任何人不得擅自进入现场保护范围内，不得擅自移动现场中的任何物品。

## 四、应急流程图

火灾事故预案流程图如下：

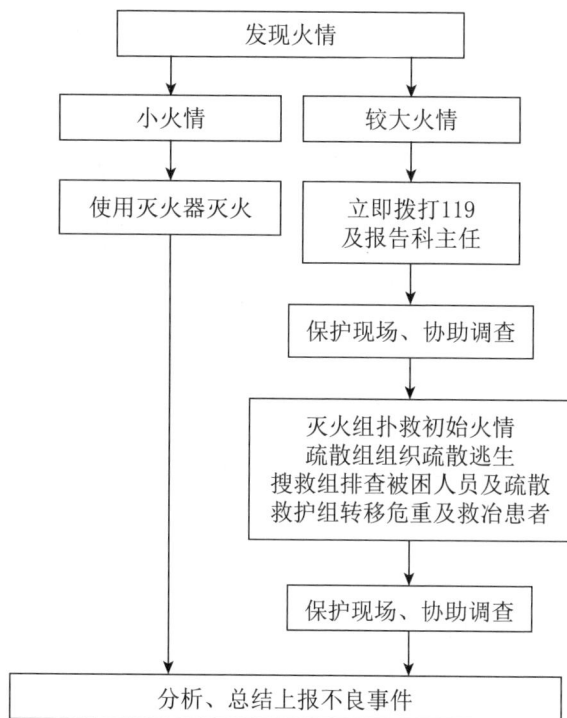

图 3-12　火灾事故预案流程图

# 第十节　电梯故障应急预案与处置流程

## 一、应急处理

1. 立即通知总务科前来抢险并报告门诊办公室。

2. 安抚乘客情绪告知乘客保持冷静，不要惊慌失措。

3. 解救出来后查看乘客有无受伤情况，保证乘客得到及时救治。

4. 上报不良事件。

## 二、应急流程图

电梯故障预案流程图如下：

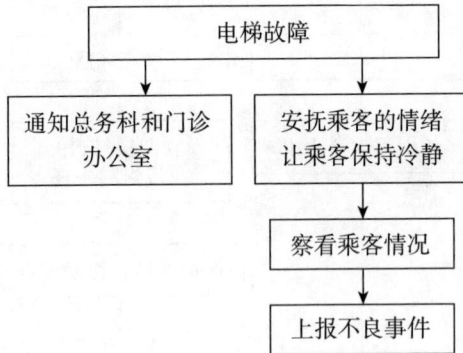

```
            ┌─────────────┐
            │  电梯故障    │
            └──────┬──────┘
         ┌─────────┴─────────┐
         ▼                   ▼
┌──────────────┐    ┌──────────────┐
│通知总务科和门诊│    │安抚乘客的情绪 │
│办公室        │    │让乘客保持冷静 │
└──────────────┘    └──────┬───────┘
                           ▼
                   ┌──────────────┐
                   │  察看乘客情况  │
                   └──────┬───────┘
                          ▼
                   ┌──────────────┐
                   │  上报不良事件  │
                   └──────────────┘
```

图 3-13　电梯故障预案流程图

# 第十一节　跌倒应急预案与处置流程

## 一、防范预案

1. 医院地面应保持清洁、整齐、无障碍、水渍等。

2. 卫生间，盥洗室要有防滑标示。

3. 诊室照明要正常，座椅高度合适无损坏。

4. 评估患者的年龄，行动能力，精神状态。

5. 根据患者的情况，采取相应的防范措施，对患者及家属进行安全告知和指导安全防范措施，提供移动帮助。

## 二、应急处理

1. 一旦发生意外跌倒、摔伤，第一时间赶赴现场查看受伤情况，如有受伤立即报告门诊办公室并通知急诊科或直接将伤员送至急诊科就诊。如无受伤情况进行安抚、提醒后指引到相关科室就诊。

2.对患者及家属做好安抚工作，消除紧张心理。对于摔伤严重者，应根据病情给予精心治疗和护理，及时和家属沟通，解决相关问题。

3.分析和去除发生跌倒的原因。

4.上报不良事件。

## 三、跌倒处理流程

跌倒处理流程如下图：

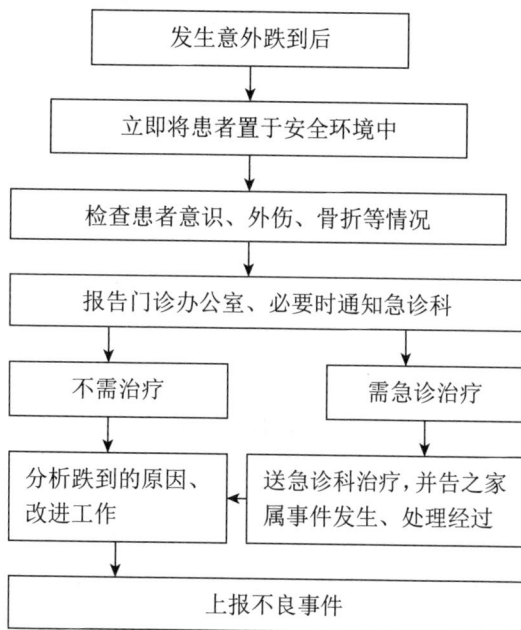

图 3-14　跌倒处理流程示意图

# 第十二节  门诊计算机系统故障应急预案

## 一、应急处置

1. 叫号系统故障：立即通知信息科及时做好与患者的沟通工作。分诊护士使用人工分诊，以挂号记录按序排队就诊，故障排除后及时恢复叫号服务。

2. 当某一个医生工作站发现计算机访问数据库速度迟缓、不能进入相应的程序、不能保存数据、不能访问网络、应用程序非连续性工作时，立即通知信息科（2191、2317）维修报告门诊办公室；同时做好与患者的沟通工作。如维修时间超30分钟，报告门诊办公室进行资源调配至其它工作站工作。

3. 医保收费故障：增派导医与患者沟通解释，可以等待的患者第二天再来刷医保卡缴费。需当天处理的患者收费处按自费患者收费，嘱咐患者第二天来更换医保发票。危急重症患者，走绿色通道管理。

4. 信息系统瘫痪：信息科通知网瘫不能排除，立即通知门诊办公室，立即启动门诊应急预案，协调门诊各科室实施手工处理相关业务，对危、急、重症患者实施先救治后付费，不得借口系统故障拖延或拒绝患者服务需求，保证门诊工作有序进行。网瘫解除时，立即通知各科室退出手工处理相关业务，恢复正常诊疗秩序。

## 二、信息系统故障处理流程

门诊计算机系统故障应急预案流程图如下：

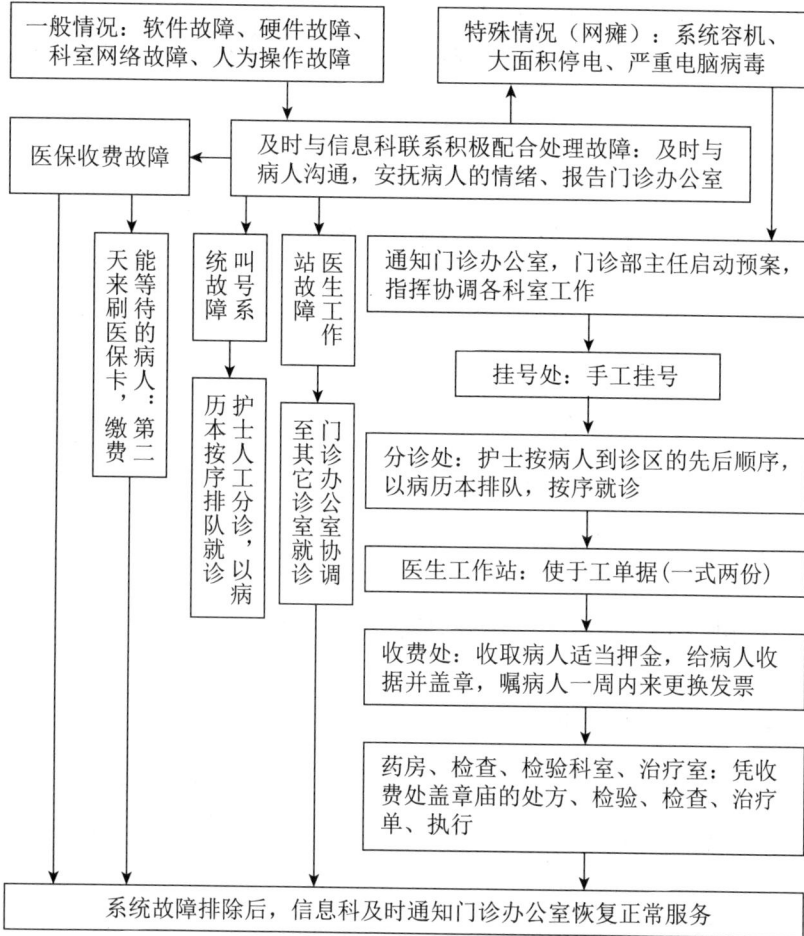

```
┌──────────────────────────┐        ┌──────────────────────────┐
│ 一般情况：软件故障、硬件故障、 │        │ 特殊情况（网瘫）：系统容机、 │
│ 科室网络故障、人为操作故障    │        │ 大面积停电、严重电脑病毒    │
└──────────────────────────┘        └──────────────────────────┘
              │                                    │
┌───────────┐  ┌──────────────────────────┐        │
│ 医保收费故障 │←│ 及时与信息科联系积极配合处理故障：及时与 │        │
└───────────┘  │ 病人沟通，安抚病人的情绪、报告门诊办公室 │        │
              └──────────────────────────┘        │
```

通知门诊办公室，门诊部主任启动预案，指挥协调各科室工作

挂号处：手工挂号

分诊处：护士按病人到诊区的先后顺序，以病历本排队，按序就诊

医生工作站：使于工单据（一式两份）

收费处：收取病人适当押金，给病人收据并盖章，嘱病人一周内来更换发票

药房、检查、检验科室、治疗室：凭收费处盖章庙的处方、检验、检查、治疗单、执行

医保收费故障 → 能等天来刷医保卡，缴费等待的病人：第二

系统故障 叫号联系 → 护士人工分诊，以病历本按序排队就诊

站故障医生工作 → 门诊办公室协调至其它诊室就诊

系统故障排除后，信息科及时通知门诊办公室恢复正常服务

**图 3-15　门诊计算机系统故障应急预案流程图**

# 第六章　门诊护理管理相关流程

## 第一节　护理门诊管理制度

### 一、制度目的

为了规范护理门诊的日常运作，确保患者得到高质量的护理服务，保证医疗质量和安全，制定本制度。

### 二、适用范围

本制度适用于医院内的所有护理门诊。

### 三、门诊开放时间

1.门诊开放时间为早上 8：00 至下午 5：00，每周日休息。

2.医院节假日按照医院管理规定执行。

### 四、医务人员岗位职责

（一）门诊总护士

（1）组织协调门诊日常工作，负责门诊团队训练、学术研讨等活动；

（2）负责门诊医疗器械、耗材的管理和维护；

（3）负责门诊护理文书的管理和记录；

（4）负责患者会诊和病情沟通。

（二）门诊护师

（1）实施医嘱指导护理，协助医生完成诊断治疗和各项检查；

（2）负责门诊护理实施计划，保证护理标准和护理质量；

（3）负责门诊护理文书的记录和管理。

（三）门诊护士

（1）执行护理操作，负责患者基本护理；

（2）配合进行简单检查和护理技术操作，包括体温、血糖、血压等；

（3）负责门诊护理文书的记录和管理。

## 五、门诊工作流程

1.接待患者：门诊护师接待来访的患者，并进行初步询问和病情评估，然后分类安排患者就诊。

2.医生诊疗：患者到达指定诊室接受医生诊疗，医生根据患者病情进行诊断和治疗，发出相应的医嘱和建议。

3.护理实施：门诊护士按照医生医嘱进行护理操作，包括常规测量和护理技术操作等。

4.随访管理：门诊护师负责随访复诊患者，评价疗效和患者满意度，及时调整治疗方案和护理计划。

## 六、护理记录

1.门诊护理文书由门诊护师负责填写，按照要求规范管理。

2.门诊护理文书内容包括患者个人基本信息、入院记录、医生医嘱、护理实施、评估和随访记录等。

## 七、门诊护理质量监控与改进

1.定期开展门诊护理质量管理评估和工作检查，发现问题及时整改，并实行追溯管理。

2.院内常规学术研讨和护理培训，提升门诊护理质量和专业技能水平。

以上就是针对护理门诊管理的相关制度，需要医院内的医护人员定期进行学习和掌握，确保护理门诊服务得到规范和高质量提供。同时，在实践中也需要严格遵守规定，确保安全。

# 第二节　门诊抽血室工作制度

## 一、背景

门诊抽血室是医院中常见的一个科室，负责为患者进行各类血液检查和化验。由于抽血涉及到血液和器械的接触，若管理不严，容易造成交叉感染等问题。因此，为了保障患者的身体健康和降低医疗事故的发生率，建立门诊抽血室管理制度是必要的。

## 二、目的

本制度的目的是规范门诊抽血室的管理，保障患者的安全和权益，提高医疗质量和服务水平，减少医疗事故的发生。

## 三、范围

本制度适用于医院门诊抽血室的管理，包括门诊抽血室工作人员的行为规范、抽血器械的管理、抽血现场的环境卫生等方面。

## 四、责任和权利

1.门诊抽血室工作人员应当严格按照本制度的要求行事，保障患者的知情权、隐私权、安全权和尊严权。

2.门诊抽血室工作人员有权拒绝未经授权的人员进入抽血区域，防止交叉感染和他人伤害。

3.门诊抽血室工作人员对自己工作出现的问题和疑虑，有权提出建议或意见。

4.门诊抽血室负责人对门诊抽血室工作人员的违规行为和事故有权进行惩戒和处理，并报告上级主管部门。

## 五、人员要求

1.门诊抽血室工作人员应当经过专业培训和考核，取得相应资格证书或执业证书。

2.门诊抽血室工作人员应当持有健康证明，不得患有传染病和其他相应的疾病。

3.门诊抽血室工作人员应当爱岗敬业，对待患者进行文明接待和热情服务。

4.门诊抽血室工作人员应当具有严谨的职业精神和道德良好的品质。

## 六、器材设备

1.门诊抽血室应当配备符合国家标准的抽血器械和器材。

2.门诊抽血室应当定期对抽血器械和器材进行检查和维护。

3.门诊抽血室工作人员应当定期对抽血器械和器材进行清洁和消毒，并做好记录。

## 七、安全防护

1.门诊抽血室应当配备必要的安全防护设施，如护目镜、手套、口罩等。

2.门诊抽血室工作人员应当依照规定佩戴相关的安全防护设施和保护用品。

3.门诊抽血室工作人员应当掌握和遵守相关的消毒和防护操作规程。

## 八、病患隐私

1.门诊抽血室工作人员应当保护患者的隐私权，严格控制个人信息和病历资料的保密。

2.门诊抽血室工作人员不得向未经授权的人员透露有关患者的隐私信息。

### 九、现场管理

1.门诊抽血室应当保持清洁、整洁、安全的工作环境，防止交叉感染和卫生问题。

2.门诊抽血室应当配备有充足的废弃物处理设施，对产生的废弃物进行妥善处理。

3.门诊抽血室工作人员应当规范现场管理，严格按照规定操作，避免操作失误和事故的发生。

# 第三节　门诊换药室工作制度

1.室内布局合理，标志清楚。非换药人员及患者不得入内。

2.工作时间不得干私活，不得擅自离岗。优质服务、杜绝差错，不推诿病员，不与病人争吵。

3.桌面地面用 1000mg/L 含有效氯溶液揩洗一日 2 次，空气消毒用紫外线照射，一日 2 次，每次 30 分钟。

4.室内设有无菌物品放置专柜，无菌物品按灭菌日期依次放置整齐，无菌包清洁无损，注有物品名称、有效期，签名及化学指示剂（高危险性包内有化学指示卡），无过期包。储存棉球、纱布等的无菌储物罐应加盖保存。

5.储存棉球、纱布等的无菌储槽一经打开，最长使用时间不得超过24 小时；频繁启用的无菌储存罐应每日更换并灭菌。启用的无菌液体需注明始用时间，开启的液体使用时间不得超过 2 小时；抽吸的溶媒使用时间不得超过 24 小时。

6.无菌物品必须一人一用一灭菌，换药时先处理清洁伤口，后处理感染伤口。特殊感染伤口（如绿脓杆菌）单独换药，专门消毒处理。

7.一次性注射器材、各种引流管、袋等物品按规定处理后放置容器内封闭运送，进行无害处理。

8.换药室工作人员负责领取、保管换药所用的各种医疗器材和其他物品；负责准备消毒物品。

# 第四篇　门诊医疗安全与质量管理制度

# 第一章 门诊医疗安全与质量管理组织与岗位职责

## 第一节 门诊医疗安全与质量管理方案

本方案旨在制定门诊医疗质量管理的实施计划，以提高门诊医疗质量、确保患者安全，并持续改进医疗服务。通过引入严格的质量管理制度、完善检查流程和加强内部协作，确保医院的门诊医疗质量水平达到或超越国家标准。

### 一、质量管理组织架构

（一）质量管理委员会

成立质量管理委员会，负责制定和监督质量管理计划的执行。委员会组成如下：

1. 主任委员：医院院长。

2. 副主任委员：医疗总监、护理总监。

3. 委员：主治医师、药剂科主任、医务科主任、信息科主任。

（二）质量管理部门

成立质量管理部门，负责具体执行和监督质量管理计划的实施。部门设置如下：

1. 医务科：负责医疗质量监测和评价，以及制定和修订相关质量指标和标准。

2.护理质量科：负责门诊护理质量的监测和评价，组织护理培训和技能提升。

3.信息科：负责门诊信息系统的建设和管理，确保数据的准确和完整。

（三）质量管理流程

1.患者预约与挂号：

（1）门诊接待员接受患者预约并进行挂号。

（2）为保证患者信息完整准确，挂号员应核实患者身份和医保信息。

（3）挂号流程应确保患者身份的正确性，防止挂号错误。

2.医生接诊和问诊：

（1）医生应耐心听取患者主诉，并详细询问病史、过敏史等相关信息。

（2）医生应按照诊疗指南和标准，制定合理的治疗方案。

3.医疗操作和临床路径管理：

（1）医生应在治疗过程中按照相关规范和操作指南进行诊疗操作。

（2）临床路径管理应根据患者病情，制定合理的诊疗计划和康复方案。

4.患者随访和复诊：

（1）定期开展患者追踪随访，了解患者病情和康复情况。

（2）患者复诊应确保医生跟踪患者病情，调整治疗方案。

（四）质量管理指标和标准

1.医疗质量指标：

（1）门诊患者满意度：通过患者问卷调查评估患者对医院服务的满意度，要求满意度不低于80%。

（2）门诊患者等待时间：统计患者从预约至就诊的平均等待时间，要求控制在30分钟以内。

（3）门诊诊断准确率：评估门诊医生的诊断准确率，要求准确率不低于90%。

2.护理质量指标:

(1)门诊护理安全:定期开展护理质量检查,评估护理工作中安全事故和不良事件的发生情况。

(2)患者护理满意度:通过患者问卷调查评估患者对护理质量的满意度,要求平均满意度不低于85%。

(五)质量管理措施

1.质量培训和教育:

(1)定期组织医疗和护理技术培训,提高医务人员的专业水平和服务意识。

(2)加强医患沟通培训,提高医务人员与患者的沟通和协调能力。

2.质量检查和审核:

(1)设立质量检查组,定期对医疗流程和操作进行检查,发现问题及时整改。

(2)建立质量审核机制,对医疗质量进行内部审核,及时发现和纠正问题。

3.数据分析和改进:

(1)定期收集门诊医疗质量数据,并进行统计和分析。

(2)根据数据分析结果,制定改进措施,不断提升医疗质量。

(六)质量管理考核和奖惩

1.考核指标和评价:

(1)根据门诊医疗质量指标和标准,制定考核评价体系。

(2)根据医务人员的绩效、患者满意度等指标进行综合评价,对优秀者给予表扬和奖励。

2.违规行为和纠正:

(1)对不遵守门诊医疗质量管理规定的医务人员进行批评教育,并依据规定进行相应的处罚。

(2)对重大失误、严重违规行为的医务人员,进行立案调查,并按照医院规定进行处理。

# 第二节　门诊质量管理小组工作职责

1. 科室质控小组由科室负责人及质控人员 2 ～ 5 人组成；科主任是科室质量第一责任人；质量控制小组在科主任领导下对全科的医疗质量进行管理监督、指导、检查，开展每日质控、每月质控；

2. 结合门诊部专业特点及发展趋势，制定及修订门诊部工作规范并组织实施；制定及修订本科室的质控工作制度、人员岗位职责；

3. 在医务科的指导下，负责本科室医疗质量控制检查工作，抓好科内诊疗质量、医疗文件书写质量；

4. 做好科室的质量自测自评，分析科室医疗质量数据、病人投诉情况、质量缺陷问题，自我查找医疗隐患，自评工作优劣。

5. 质控小组的活动应至少每个月 1 次，每次应认真分析评判本科室质量动态，总结归纳、对需改进的内容提出整改措施，并认真做好质控活动记录；

6. 对科室诊疗活动的各个环节进行指导和监控，强化质量和安全意识；

7. 对各种医疗文书的书写情况进行检查（病历、处方、申请单等），对核心制度执行情况进行检查，提出整改措施并落实。

# 第三节　门诊医疗质量考核标准及细则

门诊医疗质量考核标准及细则如表 4-1。

表 4-1　门诊医疗质量考核标准及细则表

| 考核项目 | 考核内容 | 考核方法与标准 | 目标分值 | 检查部门 |
|---|---|---|---|---|
| 工作纪律 | 1.准时开诊，严禁脱岗或随意停诊<br>2.着装整洁，佩胸牌上岗<br>3.热情接待病员，态度和蔼，文明用语，耐心解释<br>4.诊室整洁，办公用品存放有序，安全节约用水、用电、用气<br>5.规范电脑操作，严禁下班后仍处于开机状态 | 采用科间反馈、暗访或不定期检查（每月至少 2 次）或查阅投诉登记、行政查房记录等方式进行检查，违规者扣 2 分 /例次，如因上述因素导致病员投诉或出现安全事件者或当月≥3次以上此项不得分 | 20 | 办公室 |
| 诊疗质量 | 1.严格执行和落实首诊负责制度<br>2.认真检查治疗疾病，处理及时合理，严格执行医保、农合、大病统筹及各种规定<br>3.门诊病员信息录入准确，要求认真、规范，对门诊挂号处出现明显错误录入的病员信息，必须认真核实、修改<br>4.严格、规范门诊病员诊疗信息录入，录入率≥95%（以挂号数位基数）<br>5.门诊病历书写项目齐全，合格率≥90%，杜绝丙级病历出现<br>6.各种检查申请单书写合格率≥95%<br>7.门诊诊断力求准确、规范，门诊诊断与入院诊断符合率≥90%<br>8.特殊病例及时登记及报告率 100%，传染病漏报率为 0，填卡项目齐全，内容准确，字迹清晰 | 采用科间反馈、不定期抽查（每月至少 1 次）、暗访、查阅病历、投诉登记、信息统计报表等方式进行，违规者扣 2 分 /例次，单项中如当月超过 3 例次或导致有投诉或 / 和纠纷发生，此项不得分 | 50 | 门诊办公室 |

| 考核项目 | 考核内容 | 考核方法与标准 | 目标分值 | 检查部门 |
|---|---|---|---|---|
| | 9.严格执行《医患沟通制度》中门诊病员沟通事项要求，知情告知到位率100% | | | |
| | 10.凡疑难病员3次不能确诊或疗效不显著时，应及时请会诊或住院，并履行相关手续 | | | |
| 医院感染 | 1.严格执行手卫生规范，无菌技术操作规范 | 定期和不定期现场抽查，违规者扣5分/例次 | 10 | 院感科 |
| | 2.口腔、门诊手术室、妇产科、五官科耐高温侵入性器械不得浸泡，实行高温高压灭菌消毒 | | | |
| | 3.一次性医疗用品使用回收销毁按规定执行 | | | |
| 其他指标 | 1.严格按规定出具各种证明性医疗文书，严禁出具虚假证明 | 采用病员投诉、科间反馈、查阅相关记录等方式进行，违规者扣5分/例次，扣完为止。对第1项，如导致严重影响或纠纷者，倒扣20分 | 20 | 门诊办公室 |
| | 2.积极、准时参加各种业务学习和会议，参加率90% | | | |
| | 3.积极参加和完成各项指令性任务，指令性任务完成率100% | | | |
| | 4.严格执行医院0争吵制度 | | | |
| | 5.病人满意度≥95% | | | |

备注：

1.本标准考核结果与个人绩效挂钩，其月实际绩效奖金为：（质控考核得分 ÷100）×标准绩效奖金；

2.考核中发现的具体缺陷问题，同时纳入缺陷管理办法追究个人经济责任；

3.对进入住院部科室考核的门诊医师或个人，该考核结果纳入住院科室特别监控指标考核；

4.对多人以上的门诊科室，作为该科室绩效考核进行

# 第二章 门诊病历质量考核要点与方法

## 第一节 门诊医疗文书书写管理制度

为进一步加强门诊病历质量管理及持续改进，保障门诊医疗质量与安全，强化门诊病历书写、监管责任，预防和控制医疗差错和事故，维护医患双方的合法权益，根据国家卫生计生委印发的《医疗机构病历管理规定（2013 年版）》通知要求，结合医院实际情况特制定本规定。

### 一、书写要求

根据卫生部于 2010 年发布的《病历书写基本规范》第二章《门（急）诊病历书写内容及要求》，病历书写应当客观、真实、准确、及时、完整、规范。应当使用中文，通用的外文缩写和无正式中文译名的症状、体征、疾病名称等可以使用外文。应规范使用医学术语，表述准确，语句通顺，标点正确。

### 二、书写时限

按照首诊医生负责制的原则，门诊病历文书应由接诊医师在患者就诊完毕后及时完成，每次诊疗活动结束后进行门诊病历记录归档。

### 三、初诊病历内容

（一）患者个人信息

姓名、性别、出生年月、民族、职业、工作单位、现住址、就诊科室、就诊日期、发病日期、就诊状态为初诊。

（二）临床医生书写内容

1. 主诉：简明扼要地记录患者就诊的主要症状（或体征）及其部位、持续时间。

2. 现病史：必须与主诉相关相符。记录本次患者发病的时间、病因、症状，伴随的阳性或阴性症状、诊疗经过、精神、饮食、睡眠及大小便情况。

3. 既往史：记录本次患者平素身体健康状况、基础病史、传染病史、外伤史、手术史、家族史等情况。

4. 过敏史：记录患者是否有过敏药物、食物的名称及相关症状。

5. 体格检查：根据患者病情需要测量体温（T）、脉搏（P）、呼吸（R）、血压（Bp）。系统查体，如心、肺、腹、脊柱、四肢情况。必要的专科情况查体则需重点描述相关专科查体内容。

6. 辅助检验/检查项目：系统自动记录临床医生开具检验、检查的项目名称。

7. 辅助检验/检查结果：系统支持一键导入院内相关结果，同时临床医生也可手工录入患者提供的院外检验/检查结果。

8. 初步诊断：均在 ICD-10 字典库中选择，门诊初步诊断 ≥ 2 条时应分行列出，主要疾病列为第一诊断，之后按疾病严重程度由重到轻、先并发症后合并症依次排列。

9. 处理意见：记录内容包括向患者及家属交代的重要注意事项，如生活饮食、休息情况、运动程度、复诊时间及复查项目、治疗方案及用药情况等。

10. 医师签名：签名必须由医师本人进行（或医师本人 CA 签章）不

能代签。签名要求字迹清楚可识别，非接诊医师书写的病历应当经接诊医师审查并签名认可。

## 四、复诊或续写病历内容

患者就诊状态应选为复诊，病史应重点记录经过治疗后的效果及病情变化情况或补充初诊时未记录的既往病史情况，除此之外其它项目均与初诊病历项目要求一致。

## 五、日常监管与考核

1. 为保证门诊医疗质量与患者安全，系统将对门诊病历所涉及的12个项目（病情情况、就诊状态、发病日期、主诉、现病史、既往史、过敏史、体格检查、初步诊断、辅助检验/检查项目及结果、处理意见、医师签名）设置为必填项，出诊医师完成当班次的诊疗工作后须对所有病历进行保存提交（点击门诊诊病界面中的诊病结束按钮），未填写完整的门诊病历不能提交且不计入医师实际工作量统计。

2. 门诊病历内涵质量考核由门诊部每月安排专职人员按照《门诊病历内涵质量检查表》对所有临床科室上一月完成的门诊病历进行随机抽查，抽查量为1200份/月。

3. 抽查结果将分为甲、乙、丙三个考核等级。按照《医院病案管理委员会2024年第一次会议决议》的内容，分数≥90分为甲级病历；75分≤分数＜90分为乙级病历，每份乙级病历扣罚当事医师100元、当月出现第二份扣罚200元、当月出现第三份扣罚300元；分数＜75分为丙级病历，一份丙类病历扣除当事医师当月奖金2000元。

## 六、其他事项

1. 为满足临床科室的专科建设需求，各科室可向门诊部提交相关的专病模板，由医务部、病案管理科、门诊部共同审核交信息科制作完成后上线使用。

2. 门诊电子病历模板上线初期，妇科、产科、儿科、口腔科、预防保健科、皮肤科、生殖遗传科、慢性病门诊、复诊开单处、医技科室（超声医学科、医学放射影像科、病理科）使用本科室的专科模板，其它科室均使用通用模板。

3. 为保证日常接诊效率及门诊病历的完整性，系统支持按科室或个人的形式创建多种类型的"病种模板"，出诊医生通过引用模板内容可快速完成门诊病历书写。

# 第二节　门诊病历质量考核标准

门诊病历质量考核标准如表 4-2。

表 4-2　门诊病历质量考核标准表

科室：＿＿＿＿患者姓名：＿＿＿＿门诊号：＿＿＿＿责任医师：＿＿＿＿

| 项目 | 分值 | 基本要求 | 缺陷内容 | 扣分标准 | 扣分及理由 |
|---|---|---|---|---|---|
| 一般项目 | 10分 | 病历封面必须有患者姓名、性别、出生年月、既往史、药物过敏史。每次就诊必须有就诊医院及时间（24小时制）、科别 | 缺患者姓名；性别；出生年月日 | 1分/项 | |
| | | | 缺药物过敏史 | 2分 | |
| | | | 缺就诊医院；时间；科别 | 1分/项 | |
| 主诉 | 10分 | 病人就诊的主要症状、体征及持续时间，要求重点突出、简明扼要、能导出第一诊断，原则上不用诊断名词 | 缺主诉 | 10分 | |
| | | | 主诉描述欠准确 | 2分 | |
| | | | 不能导出第一诊断 | 2分 | |
| | | | 用诊断代替主诉 | 2分 | |

续表

| 项目 | 分值 | 基本要求 | | 缺陷内容 | 扣分标准 | 扣分及理由 |
|---|---|---|---|---|---|---|
| 现病史（选一项） | 10分 | 初诊 | 须与主诉相关、相符；能反映本次疾病起始、演变、诊疗过程(包括他院诊治情况及疗效)；要求重点突出、层次分明、概念明确、运用术语准确。有所需的鉴别诊断内容 | 无现病史 | 10分 | |
| | | | | 与主诉不相关、不相符 | 2分 | |
| | | | | 未能反映本次疾病起始、演变、诊疗过程 | 2分 | |
| | | | | 重点不突出、层次不分明、概念不明确、运用术语不准确 | 2分 | |
| | | | | 无所需的鉴别诊断资料 | 2分 | |
| | | 复诊 | 须描述治疗后自觉症状变化、治疗效果，重要检查结果，不能明确诊断的需有鉴别内容 | 无现病史 | 10分 | |
| | | | | 未描述治疗后自觉症状、治疗效果 | 2分 | |
| | | | | 未描述重要检查结果 | 2分 | |
| | | | | 不能明确诊断的无鉴别内容 | 2分 | |
| 既往史 | 5分 | 记录重要或与本次诊断相关的既往史；及与疾病相关的个人史、婚育史、家族史（复诊无需既往史） | | 缺与本次疾病有关的既往史 | 5分 | |
| | | | | 缺重要药物过敏史 | 3分 | |
| | | | | 缺与疾病相关的个人史；婚育史；家族史 | 1分 | |
| 查体（选一项） | 10分 | 初诊 | 须记录阳性体征和必要的阴性体征 | 缺阳性体征和必要的阴性体征 | 10分 | |
| | | 复诊 | 须记录初诊阳性体征的复查及新的阳性体征 | 缺初诊阳性体征的复查及新的阳性体征 | 10分 | |
| 辅助检查 | 5分 | 须记录与本次疾病相关的辅助检查 | | 未记录与本次疾病相关的辅助检查 | 5分 | |
| 处理 | 20分 | 记录所开各种辅助检查项目；药品应记药名、剂量、总量、用法；建议休息的时间及复诊时间；病假应记录在病历上，记录病人记录的重要注意事项；患者拒绝诊疗措施，应写明，并请患者签字为证，如患者拒绝签字，应当注明；处理与诊断相关；抢救记录书写内容及要求按照住院病历抢救记录书写内容及要求执行 | | 处理与诊断不相符合 | 5分 | |
| | | | | 未记录所开各种辅助检查项目 | 3分 | |
| | | | | 药品未记录药名、剂量、总量、用法 | 5分 | |
| | | | | 未记录向病人记录的重要注意事项 | 5分 | |
| | | | | 未按规定书写抢救记录 | 5分 | |

续表

| 项目 | 分值 | 基本要求 | 缺陷内容 | 扣分标准 | 扣分及理由 |
|---|---|---|---|---|---|
| 诊断 | 15分 | 诊断用语规范；对待查病例应列出可能性较大的诊断 | 缺诊断 | 15分 | |
| | | | 诊断不规范或不全 | 8分 | |
| 医师签名 | 10分 | 医生须签全名 | 无医师签名 | 10分 | |
| | | | 有医师签名但无法辨认 | 5分 | |
| 病历书写 | 5分 | 字迹清晰，病历整洁，修改符合要求 | 修改不规范 | 2分 | |
| | | | 字迹潦草，无法辨认 | 2分 | |

注：评分说明：1.甲级：≥90分（≥90%），70分≤乙级＜90分（70%≤乙级＜90%），丙级：＜70分（＜70%）；

2.对于目前病情稳定，继续原用药的患者：无需参照以上标准，仅需写明"XX病（代）配药，目前病情稳定，维持原治疗方案"；

3.处理中写清"药品的药名、剂量、总量、用法，及相关处理内容"

# 第五篇　门诊医务人员临床诊疗规范和职责

# 第一章　门诊医务人员临床诊疗规范

## 第一节　门诊首问负责制工作制度

1. 首问责任人在接待患者或来访群众时，要做到热心、细心、耐心、有问必答，不允许借故推诿、敷衍应付。

2. 对把握不准或者特别重大和紧急的事项，首问责任人要及时向科室负责人汇报。

3. 遇到工作人员自己不清楚的问题应先联系相关科室询问清楚，再耐心向患者解答，不得随便推脱，造成患者的不便。

4. 对一些特殊的，需患者到相关科室才能解决的问题应正确指引患者前往，并事先联系相关科室说明情况，请求配合解决患者的问题及困难。

5. 首问责任人要切实履行职责，凡因擅离岗位、敷衍马虎、不负责任、相互推诿、首问不到位造成不良影响经组织核实的，按照绩效考评制度进行处理，同时视情节追究责任，个人当年不能评优。

## 第二节　门诊医疗服务的基本原则与承诺

为了树立"以患者为中心"的服务理念，加强医院管理，改善服务态度，规范医疗行为，提高医疗质量，维护患者合法权益，推进医院行风建设，医院向社会公开承诺：

1. 门诊就诊实行军人、警察、参战退役人员、优抚对象、外专人员、特殊计划生育家庭、建档立卡贫困人员、高龄患者优先就诊。

2. 遵循医疗原则，合理检查、合理用药、合理施治，不开人情方、大处方，不做不必要的检查。

3. 拒绝患者及其家属馈赠的"红包"、物品和宴请。

4. 禁止收受医疗、药品等企业或代理推销人员所给予的回扣、提成或其他不正当利益。

5. 尊重患者的选择权、知情权和监督权。

6. 依法执行国家规定的收费项目和收费标准，不分解收费、不超标准收费、不自立项目收费。

7. 严格执行药品、医疗设备招（跟）标采购制度，不使用假劣药品或生产、销售，不使用无生产批准文号的药品和制剂。

8. 实行医疗服务项目和医疗收费标准公开，设立医患沟通箱，自觉接受社会群众监督。

# 第三节　门诊工作人员优质服务规范用语

## 一、文明服务规范用语：

1. "您好。"

2. "对不起。"

3. "请您到 X 楼的 XX 科就诊。"

4. "对不起，我没听清楚，麻烦您再说一遍，好吗？"

5. "别着急，您慢慢说。"

6. "对不起，请您稍等。"

7. "对不起，让您久等。"

8. "对不起，这种药暂缺，请您与医生联系更换。"

9. "对不起，您的处方可能有误，麻烦您找医生核对一下。"

10. "对不起，我的疏忽给您添麻烦了，我马上给您改过来，请稍等。"

11. "我再与您核对一遍。我帮您再查一下。我帮您问一下，请稍等。"

12. "别着急，我马上为您办理，请稍等。"

## 二、服务忌语：

1. "不行。"

2. "不知道。"

3. "有意见，找领导去，您找我也没用，要解决就找领导去。"

4. "上面写着，自己去看。"

5. "刚才不是和您说了吗，怎么还问？不是告诉您了，怎么还不明白？"

6. "我就这态度，不满意到别处去问。"

7. "你问我，我问谁。"

8. "着什么急，没看见我正忙着。"

9. "告去！您可以投诉，尽管去投诉好了。"

10. "不归我管，我也不知道谁管，你自己问去。"

11. "我说不行就不行，再说也没有用。"

12. "我解决不了。"

13. "这是医院，不是你家。"

14. "有意见，找院长去。"

15. "八个不说"与"六个多"：

不礼貌的话不说，不耐烦的话不说，傲慢的话不说，责难的话不说，讽刺的话不说，刁难的话不说，泄气的话不说，庸俗的话不说；多一声问候，多一句解释，多一点同情，多一份关爱，多一些笑容，多一声祝福。

# 第四节　门诊服务承诺

为了树立"以患者为中心"的服务理念，加强医院管理，改善服务态度，规范医疗行为，提高医疗质量，维护患者合法权益，推进医院行风建设，医院向社会公开承诺：

1. 门诊就诊实行军人、警察、参战退役人员、优抚对象、外专人员、特殊计划生育家庭、建档立卡贫困人员、高龄患者优先就诊。

2. 遵循医疗原则，合理检查、合理用药、合理施治，不开人情方、大处方，不做不必要的检查。

3. 拒绝患者及其家属馈赠的"红包"、物品和宴请。

4. 禁止收受医疗、药品等企业或代理推销人员所给予的回扣、提成或其他不正当利益。

5. 尊重患者的选择权、知情权和监督权。

6. 依法执行国家规定的收费项目和收费标准，不分解收费、不超标准收费、不自立项目收费。

7. 严格执行药品、医疗设备招（跟）标采购制度，不使用假劣药品或生产、销售、使用无生产批准文号的药品和制剂。

8. 实行医疗服务项目和医疗收费标准公开，设立医患沟通箱，自觉接受社会群众监督。

# 第二章 门诊医务人员临床诊疗职责

## 第一节 门诊部主任岗位职责

1. 全面领导门诊部的工作，领导制定工作筹划，按期布置、检查、总结工作，用现代化手段科学管理诊所。

2. 定期检查诊所就诊工作，采用积极有效措施，不断提高医疗质量。

3. 组织诊所员工，参与业务培训，定期进行考核，教育员工树立全心全意为人民服务的思想和良好的医德，周到热情为就诊人员服务。

4. 督促检查各岗位责任制度、操作规程、各级人员职责及诊所多种规章制度的执行和贯彻。严防差错事故的发生。

5. 因事外出时，指定一位副主任替代主任职务。

## 第二节 门诊医师岗位职责

1. 认真接待每一位就诊患者，平等待人，认真检查，妥善解决，并认真填写有关医疗文书。

2. 对危重症病人应全力以赴积极急救或转诊，及时向门诊部办公室报告。

3. 及时掌握病人病情变化状况，合理诊治。对传染病人要做到早发现、早诊断、早隔离、早治疗，及时填写传染病报告卡，按规定上报，不漏报、错报、重报、误报。

4.做好防病治病、爱国卫生、筹划生育、健康教育和征询服务。

## 第三节　门诊部护士岗位职责

在门诊部主任的领导下开展护理工作。

1.协助医师的工作，按医嘱给病人进行各项治疗解决。

2.认真执行各项规章制度和技术操作规范，核对并执行医嘱，精确及时完成各项护理工作，严格执行核对和交班制度，严防差错事故发生。

3.常常巡视，密切观测病人病情变化，发现异常状况及时报告。

4.认真做好危重症病人的急救工作。

5.按照国家要求征求门诊患者满意度和意见、建议，改善护理工作。

6.负责所管区域器械的请领、维护、管理和记录。

## 第四节　门诊抽血室护士岗位职责

1.采血室护理人员要按照预防医院感染规范进行工作，采血护理人员必须戴帽子、口罩、手套，严格执行无菌操作规程，防止交叉感染，静脉采血严格使用一次性负压采血管，做到采集血标本必须一人一针一管一巾一带，给每位患者采血后，需手消液擦拭双手，采集标本不得污染容器外部，微量采血器应做到一人一针一管一片。

2.注意地面、物品、空气消毒，每天应对采血室使用紫外线消毒1小时，每日1次，用含氯制剂浓度为500 mg／L液体擦拭台面、门把手、座椅及其他物品，并拖地两次，止血带使用后送消毒供应中心消毒备用。

3.每季度对采血室的空气、采血台面、手部做细菌学监测，按《医院消毒卫生标准》规定采血室内的环境、空气中的细菌总数 ≤ 500cfu/$m^3$。物体表面细菌总数 ≤ 10cfu/$cm^2$。手表面细菌总数应 ≤ 10cfu/$cm^2$，消毒剂：（1次/季度）细菌数 ≤ 100cfu/ml，不得检出任何致病微生物，消毒液要求不能检出细菌。

4. 使用后的采血针头放入利器合，患者按压采血部位针眼棉签，采血人员要告诉被采血人员放入门口处黄色袋垃圾桶内，不要乱丢弃，医疗废物严格按照《医疗废物管理条例》执行，做好采血室医疗废物的管理及运送交接、签字有记录，做到医疗废物日产日清。

5. 使用后的一次性采血管标本处理集中处置，按《医疗废物管理条例》要求执行。

# 第五节　外科门诊换药室护士岗位职责

1. 在护士长领导下负责病人伤口、创面换药的工作。

2. 备齐用物，负责换药室的清洁卫生，保持室内整洁、肃静。

3. 严格执行各种规章制度，严防护理不良事件发生。

4. 换药过程中观察伤口变化，按不同情况选择处理方法。

5. 负责换药室内一切物品的交接、请领、保管、消毒，保证供应及时。

6. 严格执行消毒隔离制度，防治院内感染。

7. 严格遵守无菌技术，换药时做到1人1碗（盘），2钳及1份无菌物品。先换无菌伤口，后换感染伤口，特殊感染者不得在换药室换药。

8. 严格区分无菌区与污染区，无菌物品、清洁物品与污染物品应分别放在固定位置，界线清楚，不得混放。

9. 做好病人的心理护理和健康宣教工作。

10. 每日紫外线照射消毒1小时，每天两次，并做好登记。

11. 工作人员进入换药室应衣帽整齐、戴口罩。

12. 每周用75％酒精擦拭紫外线灯管一次，以免影响消毒效果，操作前、后洗手。

13. 每次换药完毕，整理用物，放置在固定位置。

# 第六节　门诊注射室护士岗位职责

1. 在门诊部主任和护士长领导下工作，遵守医院各项规章制度。

2. 做好治疗室医疗、护理、器械准备工作，严格遵守消毒隔离制度。

3. 仪表整洁、准时上岗、态度和蔼、微笑服务。

4. 认真执行三查七对制度，严格遵守无菌技术原则。

5. 耐心细致地做好解释、咨询工作。

6. 保持注射室干净整齐，物品摆放规范齐全。

7. 每日开诊前准确配制各种皮试液、消毒液等。下班前整理注射室。

8. 熟练掌握各种药品的剂量、用法。认真阅读医嘱单，询问有无过敏史，发现问题或有疑问及时与医生联系。

9. 定期检查本室一次性物品的灭菌日期，保管好室内物品、器械，做好交接班工作。

10. 定期请领药品、各种医疗用品，保证抢救物品的齐全并放置于固定位置，定期检查及时更换。

11. 防止交叉感染，做好医用垃圾和生活垃圾的分类管理和初步消毒工作。

12. 遵守劳动纪律、不迟到、不早退、不擅自离岗。

# 第七节　门诊手术室护士岗位职责

1. 准备工作：在手术前完成手术室的准备工作，包括准备手术设备、消毒工作以及必要的仪器和药品的检查。

2. 术前准备：协助医生进行术前准备工作，包括为患者准备手术服、解释手术过程和风险、安抚患者的紧张情绪等。

3. 术中协助：提供医生在手术过程中所需的协助，包括递送手术器械、注射药物、记录手术过程等。

4. 安全控制：确保手术室的卫生和安全环境，包括适时更换消毒材料、遵循洗手和佩戴防护装备等规定。

5. 术后护理：对患者进行术后护理，包括观察患者的恢复情况、处理术后并发症、提供药物和医嘱等。

6. 家属教育：与患者的家属交流，传达手术后注意事项、协助家属理解并配合患者的护理计划。

7. 记录和报告：及时准确地记录患者的护理情况和手术过程，向主管报告患者的变化和需要关注的问题。

8. 协作与协调：与医生、其他护士和工作人员合作，保持良好的团队协作和沟通，确保手术室的高效运行。

# 第六篇　门诊医院感染管理

# 第一节　门诊消毒隔离制度

1. 严格执行《医疗机构环境表面清洁与消毒管理规范》，实施标准预防及无菌技术操作规程，加强个人防护。

2. 各诊室均应通风换气，每天两次，每次 30 ～ 60 分钟。必要时用紫外线或动态消毒机进行空气消毒。接诊呼吸道疾病患者时应及时空气消毒。

3. 各诊断室均应设有非手触式流动水洗手设施、配有快速手消毒剂等手卫生设施，无菌技术操作前后、接触不同病人或同一病人的不同部位应洗手或手消毒。

4. 各诊断室、治疗室等拖布、抹布应分开使用，颜色标记明确，用后先清洁后置于 250 ～ 500mg/L 的含氯消毒剂中浸泡消毒 30 分钟，清水冲净，悬挂晾干。

5. 诊断室内的各类用品及平车、病历夹、门把手、水龙头、洗手池等应保持清洁，必要时用 250 ～ 500mg/ 的含氯消毒剂擦拭物体表面；当被经血传播病原体、分枝杆菌和细菌芽孢污染时，用含有效氯 2000mg/L 消毒液，作用 >30 分钟。

6. 地面、墙面采用湿式清扫，每日拖地 2 次；当受到体液、血液污染时，先去污染，再用 500mg/L 的含氯消毒剂及时擦拭地面；当被经血传播病原体、分枝杆菌和细菌芽孢污染时，用含有效氯 2000mg/L 消毒液，作用 >30 分钟。

7. 各种复用的侵入性器械在使用后，均应充分清洗（去污染），送消毒供应室集中处理，进行高压灭菌。

8. 接触皮肤、黏膜的一般诊疗用品如血压计、袖带、听诊器、体温计保持清洁。袖带定期清洗，若被血液、体液污染，先用 500mg/L 的含氯消毒剂浸泡 30 分钟后，再清洗晾干；听诊器用 75% 乙醇随时擦拭消毒；体温计每次用后可先清洁再用 500mg/L 的含氯消毒剂浸泡 30 分钟后，清水冲净，干燥保存。

9. 非一次性的诊疗用品如开口器、舌钳、压舌板等应先清洗去污染后，交供应室集中处置。

10. 与管腔黏膜接触的器具如：氧气湿化瓶、氧气面罩（可复用）、吸引器、引流瓶等器具清洁后，耐高温的管道可采用压力蒸汽灭菌，不耐高温的部分可清洁后用 500mg/L 的含氯消毒剂浸泡 30 分钟，清水冲净，晾干，清洁干燥密闭保存。

11. 被血液、体液、分泌物污染的工作服、被服等织物，应立即更换，装入黄色塑料袋内并有明显标志，交洗衣房按程序进行消毒处理后再清洗。

12. 门诊治疗室、处置室的消毒隔离措施，参照治疗室、处置室消毒隔离制度执行。

13. 在诊疗过程中产生的医疗废物，参照《医疗废物管理制度》执行。

# 第二节　医务人员手卫生制度

1. 根据《医院感染管理办法》、《传染病防治法》、《消毒技术规范》《医务人员手卫生规范》制定本制度。本制度适用于全院各科室。

（1）医院各科室及全体医务人员须加强无菌观念和预防医院感染的意识，认真贯彻执行卫生部《医务人员手卫生规范》，掌握必要的手卫生知识和正确的手卫生方法，保证洗手与手消毒效果。

（2）医院感染管理科应当加强对医务人员手卫生工作的指导，开展手卫生工作的全院性培训。

（3）医院感染管理科、护理部、医务科负责监督、检查医护人员手卫生落实情况,努力提高手卫生的依从性。

(4)各科室医院感染管理小组应加强对本科室医务人员手卫生工作的监督与指导。

(5)后勤科负责给全院提供和配备有效、便捷、合格的手卫生设备和设施,为医务人员执行手卫生提供必要条件。

(6)手消毒剂的选择应当符合国家有关规定,设备科在医院感染管理科的指导下购进合格产品,并索取有关证件。医院选用的手消毒剂应当对皮肤刺激性小、无伤害,有较好的护肤性能,临床科室应按照产品使用说明书的要求来使用。

2.手卫生为洗手、卫生手消毒和外科手消毒的总称。

3.全院必须配备合格的手卫生设备和设施,必须用流动水和洗手液洗手,如用肥皂时,洗手肥皂应保持清洁、干燥。病房及各诊疗科室应设有流动水洗手设施,开关采用脚踏式、肘式或感应式。不便于洗手时,应配备快速手消毒剂。

4.手卫生设施放置的位置应当满足方便医务人员使用的要求,洗手池的大小要适度,材料易于清洁,水龙头的高度也应适合,防止洗手的污水溅到医务人员身上,手术室洗手池应设置在手术室附近,洗手池水龙头的数量应根据手术台的数量设置,洗手池应当每日清洁。

5.洗手液的容器定期清洁和消毒。配备干手物品或者设施。手术室外科手消毒应使用无菌毛巾,一用一灭菌,盛装无菌巾的容器需经灭菌并保持干燥。其他科室可使用一次性纸巾。干手物品或设施应避免造成二次污染。

6.用于外科手消毒的刷手海绵、毛刷和指甲刀等用具应当一用一灭菌或者一次性使用。手术室洗手区域应当安装钟表,供医务人员刷手时使用。

7.配备合格的速干手消毒剂。进入病室的治疗车、换药车也应配备有快速手消毒剂。

8.每季度应对重点部门进行手卫生消毒效果的监测,当怀疑流行暴发与医务人员手有关时，及时进行监测。

9. 洗手与卫生手消毒指征：

（1）直接接触每个患者前后，从同一患者身体的污染部位移动到清洁部位时。

（2）接触患者黏膜、破损皮肤或伤口前后，接触患者的血液、体液、分泌物、排泄物、伤口敷料等之后。

（3）穿脱隔离衣前后，摘手套后。

（4）进行无菌操作、接触清洁、无菌物品之前。

（5）接触患者周围环境及物品后。

（6）处理药物或配餐前。

10. 当手部有血液或其他体液等肉眼可见的污染时，应洗手；否则可使用速干手消毒剂消毒双手代替洗手。

11. 当接触患者的血液、体液、分泌物和被传染性致病微生物污染的物品后；或直接为传染病患者进行检查、治疗、护理或处理传染病患者污物之后应先洗手，然后进行手卫生消毒。

12. 医务人员进行卫生手消毒时应注意严格按照洗手方法揉搓的步骤进行揉搓，保证手消毒剂完全覆盖手部皮肤，直至手部干燥。

13. 外科手消毒应遵循以下原则：

（1）先洗手，后消毒。

（2）不同患者手术之间、手套破损或手被污染时，应重新进行外科手消毒。

14. 培训洗手知识，张贴洗手宣传画。

# 第三节　门诊医院内感染管理制度

## 一、环境管理

1.普通门诊、儿科门诊、肠道门诊各自分开，自成体系，相对独立。设单独出入口和隔离室，并建立预检分诊制度，发现传染病人或疑似传染病者，应到所指定的隔离室诊治，并及时消毒，同时在规定的时间内送疫情报告。

2.门诊室保持整洁，坚持湿式清扫，定期通风换气；每日用500mg/L的含氯制剂擦拭桌椅、诊察床，地面每日湿拖2次，如有病人血液，体液，排泄物等污染时随时消毒。每周至少彻底打扫卫生1次；床套，枕套每周更换2次，遇污染时随时更换。

3.门诊大厅、候诊室每日用消毒液拖地1～2次。

4.各诊室有流动水设施或消毒设备。

## 二、人员管理

1.工作人员上班应衣帽整洁，不留长指甲，不戴首饰，不得穿工作服进食堂、会议室或离院外出。

2.医护人员接触病人前后要肥皂流动水洗手，进行无菌操作前，接触病人的分泌物、排泄物，血液及污染器械后和接触可疑传染病后应消毒液泡手，做诊断性治疗或处理病人的分泌物、排泄物以及其它物品时应戴手套。

3.医护人员在做侵袭性操作时，均应戴无菌手套，严格执行消毒，铺无菌巾。

### 三、消毒隔离制度

1. 体温表用 500mg/L 含氯消毒剂浸泡消毒，每日更换消毒液，体温表使用前用冷开水冲净。

2. 血压计、听诊器、手电筒等每天用消毒液擦拭消毒 1 次，每周彻底清洁消毒 1 次。

3. 静脉注射、肌肉注射做到一人一针一筒一巾一消毒。

4. 穿刺、换药的器械、弯盘要先浸泡消毒后送消毒供应室处理。

5. 眼科门诊一律按门诊医院感染管理制度执行，遮眼板一人一板，用后消毒。

6. 五官科门诊一律按门诊医院感染管理制度执行，检查器一人一消毒。雾化吸入器、螺纹器、咬嘴及雾化罐每人每次用后用含氯制剂或 2% 过氧乙酸浸泡消毒，雾化器内的药物配置按无菌操作原则，所用药液开启后 24 小时内可用，并注明开瓶时间。

7. 门诊手术室按照有关手术室医院感染管理制度执行。

8. 各科用过的棉签、棉球、敷料等医疗用品，按照《医疗废弃物管理规定》进行管理。

# 第四节　标准预防

## 一、基本原则

标准预防是针对医院所有患者和医务人员采用的一组预防感染措施。包括手卫生，根据预期可能的暴露选用手套、口罩、隔离衣、护目镜或防护面屏，以及安全注射。也包括穿戴合适的防护用品处理患者环境中污染的物品与医疗器械。

1. 所有的病人均被视为具有潜在感染性病人，即认为病人的血液、体液、分泌物、排泄物（不含汗水）、破损的皮肤和黏膜都可能含有感染性因子。

2. 适用于所有医疗机构内的全体医务人员及所有患者，不论是疑有或确认有感染的患者。

3. 强调双向防护。目的在于预防感染源在医务人员和患者之间的传播。

## 二、手卫生

严格执行卫生部《医务人员手卫生规范》（WS/T 313-2009）。

1. 医疗机构应制定并落实手卫生管理制度，配备有效、便捷的手卫生设施。

2. 医疗机构应定期开展手卫生的全员培训，医务人员应掌握手卫生知识和正确的手卫生方法，保障洗手与手消毒的效果。

3. 加强对医务人员手卫生工作的指导与监督，提高医务人员手卫生的依从性执行率和正确性。

4. 卫生手消毒剂符合国家相关规定。

5. 手消毒监测效果应达到要求。

## 三、个人防护装备

1. 预期可能接触到血液或体液或分泌物时，需穿戴个人防护装备。

2. 离开患者的房间或区域前脱卸并丢弃个人防护装备。

3. 脱卸或丢弃个人防护装备过程中应避免污染自身与周围物品表面。

4. 个人防护装备的使用应遵循《手套使用标准操作规程》《隔离衣、防护服使用标准操作规程》《面部防护用品使用标准操作规程》个人防护装备（PPE）穿脱次序标准操作规程》。

## 四、呼吸卫生（咳嗽）礼仪

此策略主要针对呼吸道传染性疾病未确诊的患者及其陪同亲友，以及所有进入医疗机构伴有呼吸道感染综合征的人员。目的在于指导医疗机构尽早采取感染控制措施预防呼吸道传染性疾病的传播。

1. 医务人员应认识到控制呼吸道分泌物的重要性，特别是在社区病毒性呼吸道传染性疾病暴发季节，如流感病毒、呼吸道合胞病毒、腺病毒、副流感病毒、新冠病毒。

2. 医务人员接诊具有呼吸道感染综合征的患者时，应遵循飞沫隔离措施，如戴口罩和手卫生，医务人员具有呼吸道感染征象时应避免直接接触患者，特别是易感患者，若无法避免时应戴口罩。

3. 呼吸道传染性疾病暴发或流行季节，为有咳嗽、鼻塞、鼻涕或呼吸道分泌物增加等呼吸道感染征象的人员（包括陪伴者），应提供口罩，劝导、鼓励有呼吸道感染症状的人员与候诊区域的其他人员保持至少 1m 的空间距离。

## 五、患者安置

1. 安置患者时应考虑是否可能造成感染源的播散。在可行的情况下，将有引发传染他人风险的患者（被怀疑有呼吸道或肠道感染的患者，如咳嗽、喷嚏产生的气溶胶、排泄物或伤口引流：耐药菌感染患者），安置于单人病房，条件受限无法安置于单间时，应遵守如下原则：

（1）优先安置易传播感染的患者，如大、小便失禁的患者。

（2）可将感染或定值相同病原体的患者安置于同一病房。设立隔离标识，患者之间都需采取接触隔离，床间距离应 ≥ 1m，在接触同一病房内不同患者之间，都应更换个人防护装备及执行手卫生。

（3）避免与感染后可能预后不良或容易传播感染的患者安置于同一病房，例如：免疫功能不全、有开放性伤口或可能长期住院的患者。

2. 安置患者时应掌握如下信息，以便确定患者安置方案。

（1）患者已知或被怀疑感染的病原体。

（2）影响感染传播的危险因素。

（3）拟安置感染患者的病房或区域，可能造成其他患者发生医院感染的危险因素。

（4）是否有单人病房可用。

（5）患者是否可与其他患者共用病房，如相同感染类型的患者可共用病房。

## 六、仪器（设施）和环境

仪器（设施）和环境可能被具有感染性的血液、体液所污染，应有效管理以预防这些仪器（设施）和环境成为感染源传播的媒介。具体措施参见《IC-H4 感染性体液污染的仪器（设施）及环境处置原则》。

## 七、安全注射

在使用注射针、代替注射针的套管和静脉输液系统时，应遵循安全注射标准的原则。

1. 严格遵守无菌操作原则。

2. 一人一针一管，包括配液、皮试、胰岛素注射、免疫接种等。

3. 尽可能使用单剂量注射用药品。

4. 多剂量包装药品每次使用时注射器必须为无菌。

5. 保存时应按照厂家建议保存，疑似污染时应立即丢弃。

6. 避免滥用注射。

## 八、呼吸防护

吸痰、气管导管插管和脊椎或硬膜下腔隙注射时，如脊髓 X 线摄影、腰椎穿刺、脊柱或硬脑膜麻醉，应戴外科口罩，遵循呼吸卫生（咳嗽）礼仪。

## 九、患者转运

1. 应限制患者在病房外活动。

2. 确需要转运时，应覆盖患者的感染或定值部位。

3.转运前医务人员应执行手卫生并脱卸和丢弃污染的个人防护装备。

4.转运到达目的地后，医务人员再穿戴干净的个人防护装备处置患者。

5.转运完毕及时进行转运车及电梯清洁消毒。

# 第五节　医务人员职业暴露应急预案

医务人员职业暴露是指医务人员从事诊疗、护理等工作过程中，接触有毒、有害物质，或传染病病原体，从而损害健康或危及生命的一类职业暴露。为保护医务人员的职业安全与身体健康，有效预防和控制因职业暴露而引发的传染性疾病，切实落实职业暴露处置措施，降低职业暴露的危害，根据《中华人民共和国职业病防治法》《感染管理办法》《医务人员艾滋病病毒职业暴露防护指导原则》等的规定，结合我院实际情况，制定本应急预案。

1.成立由分管院长任组长，总院相关职能科室负责人、北城医院分管院长及相关职能科室负责人和部分专家组成的医务人员职业暴露应急处置领导小组，负责医务人员职业暴露应急处理工作的组织和协调。

2.医务人员的防护措施

医务人员在工作中预防被艾滋病或其他传染病病原体感染应当遵循标准预防原则，对所有病人的血液、体液及被血液、体液污染的物品均视为具有传染性的病原物质，医务人员接触这些物质时，必须采取防护措施。

（1）医务人员进行接触病人血液、体液的诊疗和操作时要求戴手套，操作完毕，脱去手套后应立即洗手，必要时进行手消毒。

（2）在诊疗、护理操作过程中，有可能发生血液、体液飞溅到医务人员面部时，医务人员应当戴手套、具有防渗透性能的口罩、防护眼镜；有可能发生血液、体液大面积飞溅或者有可能污染医务人员的身体时，还应当穿戴具有防渗透性能的隔离衣或者围裙。

（3）医务人员手部发生破损，在进行接触病人血液、体液的诊疗护理操作时必须戴手套，必要时戴双层手套。

（4）医务人员在进行侵袭性诊疗、护理操作过程中，要保存充足的光线，并特别注意防止针头、缝合针、刀片等锐器刺伤或者划伤。

（5）使用后的锐器应当直接放入耐刺、防渗漏的利器盒，以防刺伤。禁止将使用后的一次性针头重新套上针头套。避免用手直接接触针头、刀片等锐器。

### 三、发生职业暴露的处理措施

医务人员发生职业暴露，应当立即实施以下局部处理措施：

1. 脱离污染环境，用肥皂和流动水清洗污染的皮肤，用生理盐水冲洗黏膜。

2. 如有伤口，应当在伤口旁轻轻挤压，尽可能使损伤处的血液流出，再用肥皂和流动水进行冲洗。禁止进行伤口的局部挤压。受伤部位的伤口冲洗后，应当用消毒液，如75%酒精或者安尔碘等进行消毒，并用防水敷料覆盖；被损伤的黏膜，应当反复用流动清水或生理盐水冲洗干净。

### 四、职业暴露的登记和报告

1. 医务人员发生职业暴露，暴露着（医务人员）应尽快报告所在科室负责人（科主任或护士长），科室应进行登记备案。

2. 暴露者持科室负责人签字的职业暴露书面证明，尽快报告各医疗区感染管理科，并填写《医务人员职业暴露登记表》。

3. 各医疗区感染管理科接到报告后，调查暴露源（病人）与职业暴露者的情况。具体职业暴露应急处理流程如图6-1。

```
                          ┌──────────────┐
                          │  职业暴露部位  │
                          └──────────────┘
            ┌──────────────┬──────────────┬──────────────┐
      ┌──────────┐    ┌──────────┐    ┌──────────────┐
      │  皮肤损伤  │    │  黏膜损伤  │    │  皮肤完整污染  │
      └──────────┘    └──────────┘    └──────────────┘
```

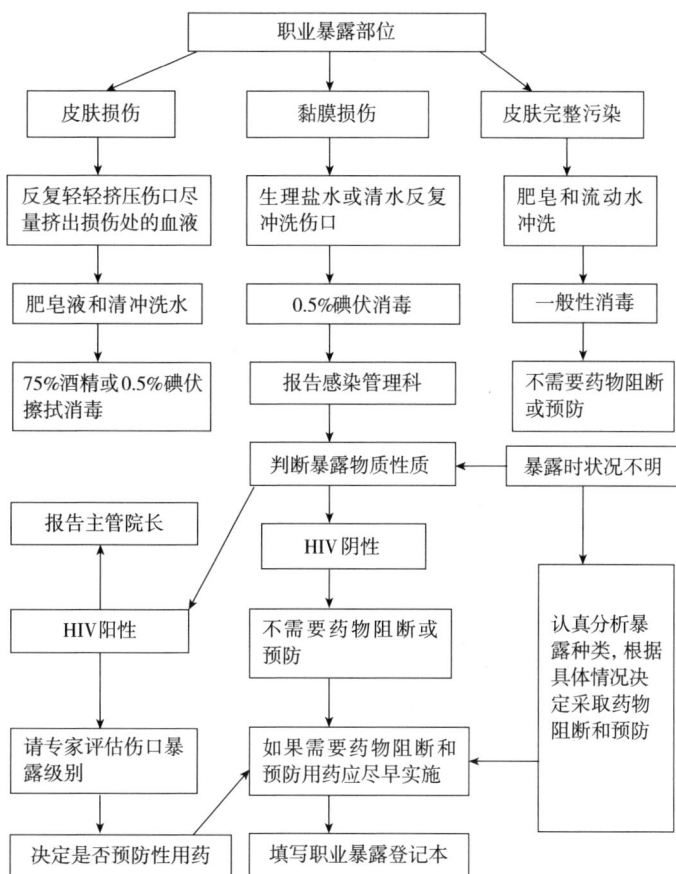

图 6-1　职业暴露应急处置流程

图中各环节：

皮肤损伤 → 反复轻轻挤压伤口尽量挤出损伤处的血液 → 肥皂液和清冲洗水 → 75%酒精或0.5%碘伏擦拭消毒

黏膜损伤 → 生理盐水或清水反复冲洗伤口 → 0.5%碘伏消毒 → 报告感染管理科 → 判断暴露物质性质 → HIV阴性 → 不需要药物阻断或预防 → 如果需要药物阻断和预防用药应尽早实施 → 填写职业暴露登记本

皮肤完整污染 → 肥皂和流动水冲洗 → 一般性消毒 → 不需要药物阻断或预防

暴露时状况不明 → 判断暴露物质性质；认真分析暴露种类，根据具体情况决定采取药物阻断和预防 → 如果需要药物阻断和预防用药应尽早实施

报告主管院长 ← HIV阳性 → 请专家评估伤口暴露级别 → 决定是否预防性用药 → 如果需要药物阻断和预防用药应尽早实施

# 第六节　医护人员发生针刺伤时的应急预案

1.医护人员在进行医疗操作时应特别注意防止被污染的锐器划伤刺破。如不慎被乙肝、丙肝、HIV污染的尖锐物体划伤刺破时，应立即从近心端向远心端尽可能挤出（禁止进行伤口的局部挤压）损伤处血液，然后用肥皂液和流动水冲洗。再用0.5%碘酒或75%酒精消毒，必要时去外科进行伤口处理，并进行血源性传播疾病的血清学水平的基线检查。

2. 被乙肝、丙肝阳性患者血液、体液污染的锐器刺破后，应在 24 小时内抽血查乙肝、丙肝抗体，必要时同时抽患者的血对比。并注射乙肝免疫高价球蛋白，按 1 个月、3 个月、6 个月接种乙肝疫苗。

3. 被 HIV 阳性患者血液、体液污染的锐器刺伤时，应在 24 小时内抽血查 HIV 抗体，必要时同时抽患者血对比，按 1 个月、3 个月、6 个月复查。根据暴露级别和暴露源病毒载量水平采取预防性用药方案，同时报告人事科、感染管理科，进行登记、上报、追访等。

程序：立即挤出伤口血液 → 反复冲洗 → 消毒 → 伤口处理 → 抽血化验检查 → 注射乙肝免疫球蛋白 → 并通知人事科、感染管理科进行登记、上报、追访。具体医务人员发生针刺伤应急处置流程如下图。

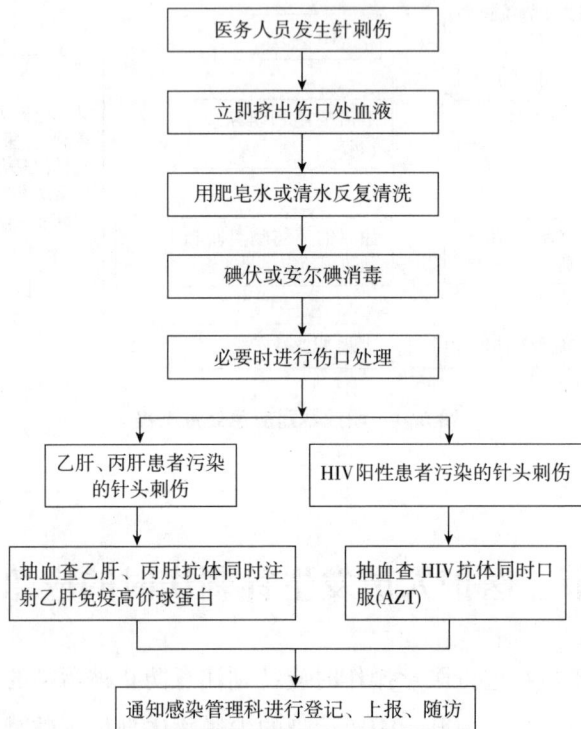

```
┌─────────────────────┐
│   医务人员发生针刺伤   │
└─────────────────────┘
           │
┌─────────────────────┐
│   立即挤出伤口处血液   │
└─────────────────────┘
           │
┌─────────────────────┐
│  用肥皂水或清水反复清洗 │
└─────────────────────┘
           │
┌─────────────────────┐
│    碘伏或安尔碘消毒     │
└─────────────────────┘
           │
┌─────────────────────┐
│   必要时进行伤口处理    │
└─────────────────────┘
           │
     ┌─────┴─────┐
┌──────────────┐  ┌──────────────┐
│ 乙肝、丙肝患者污染 │  │ HIV阳性患者污染的│
│    的针头刺伤    │  │    针头刺伤     │
└──────────────┘  └──────────────┘
       │                 │
┌──────────────┐  ┌──────────────┐
│抽血查乙肝、丙肝抗│  │抽血查HIV抗体同时│
│体同时注射乙肝免疫│  │   口服(AZT)    │
│  高价球蛋白     │  │               │
└──────────────┘  └──────────────┘
       │                 │
       └────────┬────────┘
┌─────────────────────────┐
│ 通知感染管理科进行登记、上报、随访 │
└─────────────────────────┘
```

图 6-2　医务人员针刺伤应急处置流程

# 第七节　卫生洁具管理制度

1.医院卫生洁具实施统一标识管理,用文字、颜色标识使用不同区域。文字标识及颜色标识在悬挂点及拖把上应统一。

2.绿色标识使用于清洁区拖布及抹布、容器(医护办、值班室、更衣室、储物间、配餐间可共用一拖把)。拖布使用小拖头,拖头及抹布拖布悬挂于值班室卫生间内。

3.蓝色标识使用于半污染区(治疗室、换药室、护士站、内走廊)拖布及抹布。治疗室、换药室、护士站各设置独立的拖头及抹布、容器。抹布消毒后可分在各室悬挂,容器分置各室。内走廊拖布及抹布及手套置于处置间。

4.咖啡色标识使用于污染区(处置间、污物间)拖布。

5.白色标识使用于病室拖布、抹布、容器,各病室拖布、抹布分开悬挂于各病室卫生间内。

6.安置多重耐药菌感染的病房,单独设置使用拖把,并贴相应接触隔离标识。

7.消毒用容器应贴消毒剂配制标识及刻度线,各容器贴相应位点标识。

# 第八节　拖把管理制度

1.延安医院拖把实施统一标识管理,用颜色标识使用不同区域。

2.绿色标识使用清洁区拖布(医护办、值班室、卫生间、更衣室、储物间、配餐间)。

3.橘黄标识使用半污染区拖布(治疗室、护士站、消毒室、内走廊)

4. 黄色标识使用污染区拖布（处置间、污物间）。

5. 梅红色标识使用病室拖布。

6. 淡蓝色标识使用公共卫生间拖布。

# 第七篇　传染病疫情传报工作制度

# 第一章　传染病疫情防控与管理制度

## 第一节　传染病疫情报告管理制度

医疗机构和医务人员及时发现、报告、隔离、救治传染病是《中华人民共和国传染病防治法》、《中华人民共和国执业医师法》和《医疗管理条例》规定的法定义务。鉴于我院传染病疫情管理中存在的问题经医院质量安全管理委员会，据《中华人民共和国传染病防治法》和2015年版《传染病信息报告管理规范》的规定，研究决定有必要对2012年版《医院制度汇编中的疫情、门诊日志管理奖惩制度》进行修订：

严格执行《中华人民共和国传染病防治法》和卫生部《突发公共卫生事件与传染病疫情监测信息报告管理办法》，切实做好疫情报告管理工作。

1. 按照《中华人民共和国传染病防治法》的规定，执行甲、乙、丙类传染病疫情管理。甲类（2种）：鼠疫、霍乱。乙类（27种）：传染性非典型肺炎、艾滋病（艾滋病病毒感染者）、病毒性肝炎、脊髓灰质炎、人感染高致病性禽流感、麻疹、流行性出血热、狂犬病、流行性乙型脑炎、登革热、炭疽、肺结核、伤寒和副伤寒、细菌性和阿米巴性痢疾、流脑脊髓膜炎、百日咳、白喉、新生儿破伤风、猩红热、布鲁氏菌病、淋病、梅毒、钩端螺旋体病、血吸虫病、疟疾、人感染H7N9禽流感、新型冠状病毒感染。丙类（11种）：流感、丝虫病、包虫病、麻风病、流行性腮腺炎、风疹、急性出血性结膜炎、黑热病、流行性和地方性斑疹伤寒、伤寒和副伤寒以外的感染性腹泻、手足口病。

2. 疫情报告时发现甲类传染病和乙类传染病中的传染性非典型肺炎、肺炭疽按甲类传染病管理，必须于 2 小时内通过国家疾病监测信息报告系统进行报告。乙类、丙类传染病疫情必须于 24 小时内，通过国家疾病监测信息报告系统进行报告。

3. 医务人员疫情报告发现法定的传染病疫情或者突发公共卫生事件时，应报告门诊办公室。对于发现的甲类和乙类按甲类传染病管理的传染病进行属地化报告。

4. 门诊日志按照《云南省医疗机构门诊日志登记规范》要求，《门诊日志》、《住院登记》、《化验结果登记》、《传染病登记》，做到登记项目齐全，不缺项和任意涂改。

5. 疫情管理员和疫情报告员收到《传染病报告卡》时，应及时进行审核检查卡片是否有错项、漏项，诊断是否明确，如发现问题，及时向报告人进行核实、补充或更改，审核完毕后应在规定的时限内进行网络直报，并将卡片留存三年。

6. 妥善保管好疫情直报网络登录密码，做好网络设备的维护，确保疫情网络设备安全正常运行。

7. 接受疾病预防控制机构的业务技术指导和检查考核。

# 第二节　发热预检分诊工作制度

1. 在门诊大厅设置预检分诊处并设有醒目标识。

2. 预检分诊处设有体温计、口罩、消毒剂、手消剂、发热病人登记本等并及时准确的做好各类登记工作。

3. 预检分诊的医务人员应当严格遵守卫生管理法律、法规和有关规定，认真执行临床技术操作规范，常规以及有关工作制度。

4.预检分诊台人员应坚守岗位，认真做好预检分诊工作。询问患者发病前是否有疫情中高风险地区旅行史或居住史，或曾接触过来自疫情中高风险地区发热或呼吸道症状患者。如患者体温≥37.3℃，有发热、黄疸、腹泻、皮疹、咳嗽的症状。

5.经预检为疑似传染病人的，必须给其戴口罩，并由专人按照医院规定路线引导至发热门诊就医。同时对接诊处采取必要的消毒措施。

6.严格执行消毒隔离制度，切实做好日常与终末消毒。

7.做好个人防护（包括：外科口罩、隔离衣、圆帽、乳胶手套）。

# 第三节　传染病疫情管理奖惩制度

医务人员必须按照《中华人民共和国传染病防治法》的规定做好传染病疫情报告、隔离、救治工作和疫情管理，杜绝迟报、错报、漏报发生，防止传染病的医源性感染和医院感染。对疫情管理工作制定以下奖惩措施，给予如下处理：

1.疫情管理较好的科室和个人，年终总结、绩效考核时给予表彰、奖励，绩效工资全额发放，优先考虑评先评优。

2.门诊日志符合率未达到要求，上级检查中不按规定登记扣罚500元，不按规定登记且整改不到位者呈报医院质量安全委员会后取消出诊资格。

3.对疫情预警通知二次还未填报疫情报告卡的，按照迟报或漏报处理。

（1）迟报1例扣500元，迟报2例以上（包括2例）扣责任人全月奖金。

（2）漏报1例扣除当事人全月奖金。

（3）漏报≥2例（含2例），扣除当事人全月奖金外，同时扣发科主任岗位津贴一个月。

4. 发生 1 例迟报、漏报、瞒报，2 例错报的责任人取消晋升职称，履职期限延长一年，履职考核不合格，取消所在科室年度评先评优资格。

5. 检验科、影像科等医技科室原因造成的迟报、错报、漏报、造成重大后果者，除扣除责任人 1～3 个月奖金外，当年不能晋升晋级，触犯法律承担相应的法律责任。

6. 疫情报告员原因造成的迟报、错报、漏报，造成重大后果者，除扣除当事人 1～3 个月奖金外，当年不能晋升晋级，触犯法律承担相应的法律责任。

## 第四节 疫情网络直报工作制度

1. 在分管院领导及科主任的领导下工作。

2. 门诊部负责本院传染病报告卡的审核，疫情网络直报工作。

3. 严格执行《传染病疫情报告管理制度》及《疫情管理奖惩制度》按规定时限和要求，准确进行疫情报告，不得发生迟报、漏报和错报。

4. 每月将传染病报告登记表汇总装订成册。

5. 按照疾病预防控制中心的要求每月按时统计、汇总，月报表和季报表并上报。

6. 每月审阅门诊日志。

## 第五节 传染病疫情管理规定

1. 执行职务的医务人员、检验人员、疾病预防控制人员为责任疫情报告人。

2. 责任疫情报告人有责任和义务向疾病预防控制中心报告传染病疫情，做好疫情登记，并按规定项目详细填写传染病报告卡，并报送门诊部。

3.责任疫情报告人发现甲类传染病和乙类中按甲类管理的传染病应立即向医院主管部门及主管领导报告，并按规定时限进行传染病报告。

4.医院总值班接到甲类传染病或按甲类传染病管理的应以最快的通讯方式通知门诊部值班员 2 小时内向属地疾病预防控制中心报告并进行网络直报。

5.发现传染病不得迟报、漏报和错报。

6.结核病疫情报告归口管理必须报医务部。

## 第六节　传染病疫情网络直报人员管理制度

1.严格遵守卫生管理法律法规。

2.安排专人负责网络直报工作每月轮换 1 次。

3.网络直报人员应通过疫情网络直报有关培训，有相应合格证持证上岗。

4.网络直报人员熟记网络专用密码，密码不得公开或告知他人。违反规定泄露秘密者科内检讨并给予一定的经济处罚，造成后果的按情节严重程度给予行政和刑事处罚。

5.严格按有关规定的时限要求和办法，准确进行网络直报工作。不得发生迟报、错报和漏报，因网络原因不能及时上网报告时，应电话报告属地疾控中心并详细记录。待网络恢复正常立即上网报告。若发生错报、漏报，按医院相关规定处理。

6.按网络直报人员工作制度进行门诊日志出入院登记的询查、月查工作，符合率自查工作，每月底由其他直报人员检查验收、确认无误。签字认可，方可交班。

7.每月由科室领导抽查，确保网络直报工作准确。

# 第七节 传染病疫情自查、核对制度

为加强传染病报告管理，提高报告质量，及时提供准确的信息，依据《中华人民共和国传染病防治法》等相关法律、法规，制定本制度。

## 一、成立传染病疫情领导管理小组

根据《中华人民共和国传染病防治法》《突发公共卫生事件应急条例》规定，成立本院突发公共卫生事件与传染病疫情领导管理小组，加强突发公共卫生事件与传染病疫情报告管理。

## 二、岗位管理职责

1.门诊医生认真做好门诊工作日志登记工作，内容包括：姓名、性别、年龄、职业、住址、诊断病名、发病日期、就诊日期、初/复诊等项目。

2.病房住院登记内容包括：

患者的姓名、性别、年龄、床号、住院号、职业、住址、入院日期、入院诊断、出院日期、出院诊断等项目（必须根据病历所书写的最后诊断填写患者的出院诊断）。

3.医技科室登记项目必须有患者姓名、性别、年龄、检验方法、检验结果、检验日期、检验科、放射医师姓名。

## 三、管理流程

发现公共卫生事件和法定传染病或疑似传染病要及时填写传染病登记本和传染病报告卡，报告医务部、门诊部，由门诊部按时进行传染病网络直报。做到不迟报、不漏报、不错报并要做到早发现、早报告、早隔离、早治疗。

## 四、传报时限

各科把传染病疫情上报到门诊部，按照"传染病报告有关规定"及时上报，内容如下：

责任疫情报告人发现甲类传染病和乙类传染病中的肺炭疽、传染性非典型肺炎，应于 2 小时内将传染病报告门诊部；对其他乙、丙类传染病患者、疑似患者和规定报告的传染病病原携带者在诊断后 24 小时内报告医院门诊部。

## 五、自查、核对要求

1. 门诊部：

（1）负责本院疫情传报工作，每日做好传染病报告自查工作。

（2）每月 10 日前必须查阅全院上月各科门诊日志、出入院登记本、核对传染病病例是否已报告，检查是否有传染病漏报，上报是否及时。

（3）做好传染病报告登记，按月、季度、年度统计、汇总。月报表和季报表汇总电子存档；并将检查结果及时上报医院传染病管理领导小组。

2. 医务部：

每月五日前必须查阅检验科、放射科、感染性疾病科登记本是否及时，做好自查登记，并将检查结果及时上报医院传染病管理领导小组。

# 第二章 医技科室阳性结果反馈制度

## 一、医学影像放射科的阳性结果反馈制度

1.医学影像放射科发现患者阳性结果，将患者信息和检查项目结果登记在《医院疑似肺结核患者放射科登记本》上并告知首诊医生。

2.首诊医生根据患者阳性结果、进行诊断、填写传报卡，报告门诊部进行网络直报。

3.如出现迟报、漏报、错报按医院《疫情管理奖惩制度》执行。

## 二、医学检验科的阳性结果反馈制度

1.医学检验科系统预警患者阳性结果，检验报告打印中心无法打印该报告。

2.甲类、疑似甲类，或按甲类管理的乙类传染病的阳性结果，医学检验科电话通知门诊部，门诊部立即到医学检验科取报告，告知首诊医师。

3.乙类、丙类传染病阳性结果，门诊部每天到医学检验科收取阳性报告单，电话通知首诊医师预警传染病。

4.如发现迟报、漏报、错报按医院《疫情管理奖惩制度》执行。

# 第八篇　投诉

# 第一章　投诉管理工作制度

为了及时、规范处理患者和医院职工的各类投诉，保障医患双方的合法权益，促进医院改善服务水平，提高服务能力，构建和谐医患关系，医院本着"以患者为中心"的服务理念，遵循合法、公正、及时、便民的原则，医院根据实际情况，特制定本管理机制。

## 第一节　总则

第一条　为加强医院投诉管理，规范投诉处理程序，维护正常医疗秩序，保障医患双方合法权益，根据《医疗纠纷预防和处理条例》《医疗机构条例管理办法》《云南省医疗机构管理条例》《信访工作条例》等法规、规章，医院根据实际情况，特制定本管理机制。

第二条　本机制所称投诉，主要是指患者及其家属等有关人员（以下统称投诉人）对医院提供的医疗、护理服务及环境设施等不满意，以来信、来电、来访等方式向医院反映问题，提出意见和要求的行为。

第三条　医院投诉的接待、处理工作应当贯彻"以患者为中心"的理念，遵循合法、公正、及时、便民的原则。

第四条　医院应当提高管理水平，保障医疗质量和医疗安全，避免和减少不良事件的发生。

第五条　医院制订《重大医疗纠纷事件应急处置预案》，并组织开展相关的宣传和培训工作，及时、有效化解矛盾纠纷。

第六条　医院建立与医疗质量安全管理相结合的投诉管理责任制度，

健全投诉管理部门与临床护理、医技和后勤等部门的沟通制度，提高医疗质量，保障医疗安全。

第七条 医院建立健全医疗安全预警制度，加强紧急情况报告和紧急情况处置。

# 第二节　投诉管理机构与人员

医院设立医务部投诉管理办公室统一承担医院投诉管理工作，履行以下职责：

1. 统一受理投诉。

2. 调查、核实投诉事项，提出处理意见，及时答复投诉人。

3. 组织、协调、指导全院的投诉处理工作。

4. 定期汇总、分析投诉信息，提出加强与改进工作的意见或建议。

医院主要领导是医院投诉管理的第一责任人。医院各部门、各科室主任 / 副主任 / 护士长协同投诉管理部门做好投诉处理工作。

# 第三节　投诉渠道与流程

为认真贯彻"以患者为中心"的服务理念，医院建立了多种、通畅、便捷的投诉渠道，同时不断优化投诉流程：

1. 在门诊大厅通过 LED 屏滚动提示投诉电话。

2. 在门诊大厅、各住院部一楼以粘贴宣传栏形式，公布投诉管理部门、地点、接待时间、联系方式以及投诉电话。

3. 公布上级卫生主管部门投诉电话。

4. 在门诊楼各楼、各住院部一楼设意见箱及意见本。

5. 在非正常工作时间及节假日医院设总值班，负责接听电话、接待来访、受理投诉投诉人以来电或者来访的方式进行投诉，总值班耐心听取诉求，并详细记录填写《医院投诉登记表》对于能够当场协调处理的，应当尽量当场协调解决，做好相关记录，次日交到医务部投诉管理办公室；对于无法当场协调处理的，总值班应及时与医务部投诉管理办公室联系。

# 第四节　投诉的接待与处理

投诉接待处理工作严格按照投诉管理相关规定，实行"首诉负责制"：投诉人向有关部门、科室投诉的，被投诉部门、科室的工作人员应当予以热情接待，对于能够当场协调处理的应当尽量当场协调解决；对于无法当场协调处理的，接待的部门或科室应当主动引导投诉人到医院投诉管理部门投诉。

投诉接待人员应当认真听取投诉人意见，核实相关信息，并如实填写《医院投诉登记表》，如实记录投诉人反映的情况，并经投诉人签字确认。匿名投诉按照国家有关规定办理。

投诉接待人员应当耐心细致地做好解释工作，稳定投诉人情绪，避免矛盾激化。

医务部投诉管理办公室接到投诉后，应当及时向当事部门、科室和相关人员了解、核实情况，情况复杂的事件应经医院患者安全管理委员会讨论，在查清事实、分清责任的基础上提出处理意见，并反馈投诉人，当事部门、科室和相关人员应当予以积极配合。

对于涉及医疗质量安全、可能危及患者健康的投诉，应立即采取积极措施，预防和减少患者损害的发生。

对于涉及收费、价格等能够当场核查处理的，应当及时查明情况，立即纠正。

对于情况反复、无法当场协调处理的，医务部投诉管理办公室应于

5个工作日内将核实查证处理结果向投诉人予以回复。涉及多个科室，需组织、协调相关部门共同研究的，应于1个工作日内将核实查证处理结果向投诉人予以回复。

根据实际工作运行的需要，投诉管理办公室每天（包括节假日）安排1名主班及1名辅班人员，负责当天投诉的接待、受理及后续跟进处置工作，以确保"首诉负责制"落实到位。

医院各部门、科室应当积极配合投诉管理部门开展投诉事项调查、核实、处理工作。

涉及医疗事故争议的，应当告知投诉人按照《医疗纠纷预防和处理条例》等法规通过医疗事故技术鉴定、调解、诉讼等途径解决并做好解释疏导工作。

属于下列情形之一的投诉，医务部投诉管理办公室应向投诉人说明情况，告知相关处理规定：

1. 投诉人已就投诉事项向人民法院起诉的。

2. 投诉人已就投诉事项向信访部门反映并作出处理的。

3. 没有明确的投诉对象和具体事实的。

4. 已经依法立案侦查的治安案件、刑事案件。

5. 其他不属于投诉管理部门职权范围的投诉。

投诉人应当依法文明表达意见和要求，向医务部投诉管理办公室提供真实、准确的投诉相关资料，配合医院医务部投诉管理办公室的调查和询问，不得扰乱医疗正常秩序。对于投诉人采取违法或过激行为的，医院应当及时采取相应措施并依法向公安机关和卫生行政部门报告。

# 第二章　医患沟通管理制度

为体现"以患者为中心"的服务理念，提高医务人员职业道德水平，增强服务意识和法律意识，提高医疗质量，注重人文关怀，优化服务流程，改善就诊环境，加强医患沟通，努力构建和谐医患关系。

健全医患沟通制度，完善医患沟通内容，加强对医务人员医患沟通技巧的培训，提高医患沟通能力。

牢固树立"以患者为中心"的服务理念，全心全意为患者服务，热情、耐心、细致地做好接待、解释、说明工作，把对病人的尊重、理解和关怀体现在医疗服务全过程。

尊重患者依法享有的隐私权、知情权、选择权等权利，根据患者病情、预后不同以及患者实际需求，突出重点，采取适当方式进行沟通。

医务部投诉管理办公室定期对全院医护人员进行特殊情况下医患沟通技能培训。

1.利用质量及安全管理工具，如根因分析法、1+3安全管理模式、情景再现法、品管圈等，深入临床及医技科室进行特殊情况下医患沟通技能培训，培养和增强医护人员积极主动与患者及家属沟通的理念和意识，保障患者知情同意权、选择权。

2.建立医患沟通培训的长效机制，针对存在问题的关键环节，如：发生并发症、疗效不佳、非计划重返入院／手术、住院超30天等特殊情况，深入临床一线以案例情景模仿形式开展医患沟通培训，加强关节环节告知情况的监管，以患者为中心，履行关键环节的告知义务。

医患沟通中有关诊疗情况的重要内容应当及时、完整、准确地记入病历，并由患者或其家属签字确认。

# 第三章  门诊部投诉管理制度

为了使门诊投诉处理工作制度化、规范化，强化内部监督制约机制，充分尊重病人知情权和选择权，构建和谐的医患关系，现结合门诊的实际工作情况，制定投诉处理制度。

1.门诊部负责受理门诊患者及家属的投诉处理。

2.实行首诉负责制，各楼层服务台均应做好病人的首诉接待工作。

3.在门诊大厅的显要位置公布投诉电话，设立意见箱及意见本，每季度进行门诊满意度调查。

4.接待病员投诉要坚持以病人为中心，本着实事求是的原则，热情接待投诉者，耐心听取其反映的问题、意见、建议和要求，能沟通解释的立即答复，需要进一步调查了解情况的，要建立《投诉登记表》，经投诉人签字确认，并做好投诉登记，向门诊部报告。门诊部调查、核实投诉事项后，应当于5个工作日向投诉人反馈处理情况。

5.病员投诉的情况涉及医疗纠纷或严重服务问题，门诊部建立投诉登记表后上报医务科沟通办或党办协同处理。

6.门诊部要认真做好投诉意见的信息收集、整理、分析工作，对所反映的问题，应做细致的调查研究，对存在的问题要认真分析讨论，进行持续改进。

7.对门诊病员直接投诉到投诉管理办公室或院办的问题，要及时调查了解情况，组织科内讨论，书写反馈记录。

8.投诉方式：

（1）电话投诉：门诊病员服务中心投诉电话：_____。

（2）现场投诉：门诊部一楼病员服务台、门诊部办公室（门诊一楼

1–2 房间）。

（3）书面投诉：门诊各楼层均设有意见箱，可投递书面投诉书；也可通过邮局进行书面投诉：_____，邮箱：_____。